湛庐 CHEERS

与最聪明的人共同进化

HERE COMES EVERYBODY

U0308591

CHEERS
湛庐

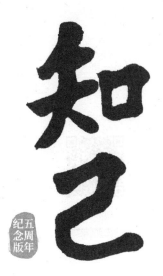

知己

五周年
纪念版

徐 文 兵

著

海南出版社
HAINAN PUBLISHING HOUSE

测一测

真正的中医养生，你了解吗？

扫码加入书架
领取阅读激励

- 在中医范畴内，"强身健体"这个词的顺序不能颠倒，因为神和体是两码事，先有强健的身躯，才会有强健的肢体。这种说法对吗？（　）

  A. 对

  B. 错

扫码获取
全部测试题及答案，
学习健康常识，
了解传统文化。

- 孩子出现不换牙或者乳牙糜烂的问题，中医认为，这更有可能是因为：（单选题）

  A. 缺钙

  B. 营养过剩

  C. 营养不足

  D. 先天缺失恒牙

- 常喝冰镇的碳酸饮料，会让人变得肥胖，从中医角度讲，这是因为饮料损伤了：（单选题）

  A. 胃

  B. 肠

  C. 肺

  D. 肝

扫描左侧二维码查看本书更多测试题

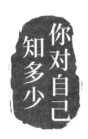

你对自己知多少

《知己》中提到要贵生，恢复自知，恢复自觉。请顺着《知己》的章节给自己做个简单的健康自查吧。可以在看书之前、阅读之后分别做一次，感触也许完全不同。

检查自己是否出现以下所列举的症状或者问题，如果有则为肯定。当一个列项中包含多个症状时，满足一半以上，则该列项为肯定。

○ **身体**
　1.手指不灵活，胳膊发麻无力，手指痉挛、颤抖
　2.日常长吁短叹，上气不接下气
　3.腿脚无力

○ **元首**
　1.脑部萎缩，耳鸣，脑鸣，胫酸眩冒（小腿骨发酸、眼前发黑），眼干，脱发
　2.白天打瞌睡，晚上睡不着
　3.记忆力下降

○ **颜面**
　1.两眉之间晦暗，有黑斑、暗点，或者过度发亮、发红、干枯
　2.面色晦暗，山根有青筋，发蓝发暗

○ **脸面**
　1.自觉前额痛，干呕吐涎沫，前额发黑，发暗，有斑点。
　2.前额多横纹，前额正中出现竖条皱纹，面部法令纹非常深。
　3.遇见陌生人会情绪非常紧张，脸红，心跳，出汗。

○ **颐和**
　1.咬肌僵硬、无力，下颌关节紊乱（张嘴时两腮发出咔哒声响），习惯性下颌关节脱臼
　2.经常下颌淋巴结肿痛，脸颊一侧或两侧红肿热痛

○ **七窍**
　1.视力模糊，耳鸣，听力下降，味觉不灵敏，经常性鼻塞，嗅觉不灵敏

○ **眼睑**
　1.眼睑不能闭合
　2.干眼症或眼睛干涩

颅颞

1. 经常用嘴呼吸, 经常打鼾, 睡觉憋气严重
2. 经常感到鼻咽干燥不适, 鼻塞, 打喷嚏, 流清鼻涕, 脓鼻涕, 鼻咽部发痒, 干咳痛、有异物感, 呼吸困难, 头昏头痛, 乏力, 嗅觉减退, 记忆力下降, 声音嘶哑, 咽痛, 头痛, 头晕, 乏力, 消化不良
3. 鼻涕中带血, 耳闷、有拥堵感, 听力下降, 复视

髎

1. 腰骶、大腿、臀部疼痛, 麻木、冰凉、烧灼感
2. 鼻头日常发红、发青或者发黑
3. 空鼻症无黏液分泌、鼻孔干燥疼痛, 鼻腔有大量脓鼻涕或大量清鼻涕

和髎

1. 冬天耳朵长冻疮, 耳廓冰冷坚硬
2. 嗅觉失灵, 鼻疮、息肉、鼻塞出血, 流清鼻涕, 牙关紧闭, 口眼歪斜, 鼻炎, 面神经麻痹, 面肌痉挛, 腮腺炎

口唇

1. 口角糜烂, 口唇干裂、瘙痒、蜕皮
2. 口角潮红、起包皲裂、糜烂、结痂、脱屑、张口容易出血
3. 口唇冰凉、干瘪、无血色、青紫、发黑

牙齿

1. 乳牙糜烂, 恒牙龋齿严重
2. 幼儿经常嗓子疼, 有口臭, 扁桃体肿大, 脾气差, 容易烦躁, 多动
3. 乳牙到时不脱落, 脱落以后不长新牙

髭须髯

1. 女性有浓密胡须, 男性胡须稀疏

咽喉

1. 扁桃体经常红肿、疼痛、化脓, 切除扁桃体

2. 嗓子眼有异物, 吞咽不下, 吐不出来, 喉镜检查无异常
3. 慢性咽炎

喉咙

1. 男性喉结发育不良, 胡须、阴毛稀疏, 性腺发育不良; 女性喉结异常大, 14岁后一直不来月经
2. 声带息肉, 慢性声音嘶哑
3. 声带肿瘤, 喉癌

颈项

1. 颈椎生理弯曲消失, 颈椎关节紊乱或错位变形
2. 后项肌肉僵硬疼痛

肩膀

1. 肩周炎, 肩关节阵发性疼痛、持续性疼痛, 肩关节活动受限, 肩关节附近有广泛性压痛
2. 小腹冰冷、坚硬

腋窝

1. 手臂温度低, 手指冰凉甚至皮肤变色, 指掌功能障碍, 精细活动受限
2. 腋窝软组织黏连、水肿, 腋下无汗
3. 腋窝下极泉穴按压剧痛, 被挠腋窝会产生痛苦和厌恶的感觉

肩胛骨

1. 自然直立时, 肩胛骨突出上翘
2. 胸骨前凸, 后背脊柱凹陷
3. 小指、手臂外侧、肩胛肌肉疼痛拘挛

肱

1. 肱二头肌、肱三头肌、肱桡肌、肱肌的肌腹或者肌腱按压疼痛、僵硬

骶骨

1. 大小便失禁, 肛门括约肌松弛, 性功能障碍（阳痿或性冷淡）
2. 宫寒, 痛经, 月经紊乱, 骶神经受损
3. 骶骨部分皮肤恍白无血色, 或色黑有斑块、结节、条索, 屁股非常凉

尾椎

1. 尾椎骨折, 尾椎剧痛, 尾椎骨向内弯折
2. 尾椎附近反射性疼痛

下体

1. 阴缩
2. 阳痿, 手淫过度

九窍

1. 逆行射精
2. 肛门闭锁
3. 直肠尿道瘘

鼠蹊

1. 腹股沟淋巴结肿硬增大、破溃
2. 会阴、外生殖器湿疹、溃烂

股

1. 股骨头坏死
2. 大腿肌肉萎缩

膝

1. 膝盖凉、颜色发黑、皮肤粗糙, 膝盖打软、不耐旋转
2. 半月板损伤, 韧带损伤

膑

1. 膑骨软化, 腿脚不利索, 膝盖疼痛, 膝关节交锁(膝关节卡住无法屈伸)
2. 骨性关节炎, 膑骨骨折

腘

1. 腘窝反凸、坚硬
2. 腘窝有异物、囊肿

胫骨

1. 胫骨酸困, 不安腿, 头晕耳鸣, 眼前发黑
2. 胫骨内侧面慢性溃疡(臁疮)
3. 胫骨骨肉连接处有结节

腨

1. 小腿经常性抽筋
2. 小腿肌肉经常性隐痛
3. 腓肠肌小腿中部结合处有筋结

踝

1. 经常性崴脚, 脚踝不灵活, 活动范围变小, 轻微触碰疼痛
2. 太豁(内踝后方与脚跟骨肌腱凹陷处)肌肉薄弱

趾

1. 脚气(足癣)
2. 脚趾干燥、脱皮、脱屑、皲裂
3. 灰趾甲

津液

1. 胃部水饮声, 口中极度干燥, 喝水不解渴, 舌头胖大有齿痕
2. 食物、花粉过敏
3. 必须喝滚烫的水或者汤

唾液

1. 长期口腔溃疡反复发作
2. 无唾液
3. 口气恶臭、酸腐

○ 肘窝
1.网球肘, 高尔夫球肘

○ 胸膛
1.鸡胸, 漏斗胸
2.经常出现胸闷, 胸痛, 心悸, 惊恐, 焦虑, 自汗, 盗汗, 哮喘, 濒死感

○ 乳房
1.乳腺癌, 乳腺增生, 乳腺结节, 经期乳腺胀痛
2.男性乳房过度发育

○ 心口窝
1.心口窝经常疼痛, 伴有烦躁和睡眠障碍
2.心口窝沉重, 郁闷, 压抑

○ 心窍
1.心脏出现异常, 早搏, 房间隔、室间隔等缺损, 瓣膜闭合不全, 心衰, 冠心病等

○ 髑骬
1.焦虑, 抑郁, 躁狂, 失眠神志病, 多疑, 易激惹

○ 膈
1.呃逆, 顽固性呃逆, 嗳气, 喉间频频作声、急而短促
2.食管裂孔疝, 胸骨后或剑突下烧灼感, 胃内容物上反感, 上腹饱胀, 疼痛
3.吞咽食物时胸骨后有食物停滞, 吞咽困难

○ 嗝儿
1.打嗝伴有酸腐味道, 口气重, 顽固性口腔溃疡, 反复发作咽炎, 扁桃体炎
2.上腹部胀满不适, 厌食, 恶心, 呕吐
3.打空嗝, 没有酸腐味, 伴有严重失眠, 早醒, 负疚感, 厌世, 胸背疼痛, 贫血或者消瘦

○ 胁肋
1.气胸
2.吃油腻食物后, 右胁下隐痛、刺痛, 胆道系统疾病, 胆囊炎, 胆结石
3.平时消化不良, 厌食油腻, 打嗝反酸, 视力模糊, 辄筋穴、渊腋穴、日月穴压痛

○ 软肋
1.肋骨边缘能触摸到肝、脾(肿大)
2.章门穴严重压痛, 京门穴严重压痛

○ 怀
1.长期积累不良情绪

○ 脘
1.口气酸腐, 脘腹胀满, 恶心, 厌恶油腻, 晨起刷牙干哕, 心慌, 心悸, 胸闷, 膈应, 失眠, 早醒
2.嗳气, 烧心, 反酸, 幽门螺杆菌超标

○ 脐
1.肚脐附近动脉搏动轻易可触及, 奔豚气
2.经常腹泻, 胃痛, 腹痛, 痛经

○ 耻骨
1.骨盆不正, 胸廓变形, 脊柱侧弯, 双腿长短不一, 乳房大小不一
2.生产后耻骨联合恢复不良, 韧带受损, 耻骨疼痛, 腰痛, 腹痛, 阴道松弛, 尿失禁

○ 胯
1.大腿内侧肌肉萎软
2.阴部潮湿糜烂, 女性白带增多、气味腐臭

○ 臀
1.臀部肌肉结节、坏死、萎缩
2.臀部肌肉瘦削, 坐不了凉凳子, 容易腹泻

○ **痰涎**
　1.痰多
　2.睡觉时流口水

○ **泪**
　1.总是悲伤想哭
　2.有痛苦但哭不出来

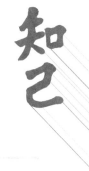

你有多少个回答是肯定呢?

以上列项如果有 50% 以上为肯定，您属于亚健康状态，建议您就医。

以上列项如果有 30% ~ 50% 为肯定，您身体已有或可能有潜在的脏腑关系紊乱，建议您就医或进行身心健康评估。

以上列项如果有 5% ~ 30% 为肯定，您存在一些潜在的问题，建议您进行身心健康评估。

以上列项如果不到 5% 为肯定，您的情况较良好，对照书中给出的穴位按摩方法，自己进行调理。

如对其中症状和自身状态有疑问，请扫码与厚朴中医客服联系，进一步咨询与您个人相关的"知己"思路。

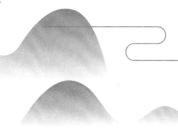

10 年前我在和梁冬对话《黄帝内经》的时候讲过，随着经济的发展和人民生活水平的提高，大多数中国人已经脱贫致富，正在面临着有钱以后怎么办的问题。饱暖思淫欲，有钱就变坏是一条路；仓廪实而知礼节，由富向贵是另一条路。后一条路也是人类文明进化的终极选择。

犯贱和为贵是反义词，所谓贵族也并不是站在鄙视链的上游、炫耀、标榜自己，蔑视、欺凌别人。贵是一种价值观，一种生活方式。我讲过，为贵有三个条件：第一是价值观，贵生惜命；第二是人贵有自知之明，只有先认识了解自己的肉身、灵魂、意志、性命，才谈得上顺养心性、保障安康；第三是和为贵，在天地人群中能独立守神，与自然和人群和谐相处，不崩盘、不越界。

中医的自我认知离不开天地自然，不会局限割裂，更不会把尸体当活体，把局部当全局。我上大学，先学的就是人体解剖学，翻弄着泡在福尔马林水中的尸体，看着发红、发暗的标本，我一个学期都没吃好饭，我知道这不是我应该学的东西。论起解剖，当年纣王就剖过比干的心，发现了室间隔缺损；纣王还敲断过青壮年和老年人的胫骨，发现了骨质疏松。中医不重视尸体而看重活体，尸体是冷凝的固体，而活体则是温暖的，有固体、半固体、液体和气体等多种形式的存在。活体还有无形的气、情绪、情感、意志和灵魂的存在。

接受了我上大学和临床实践的经验和教训，厚朴中医学堂开设了形体结构课和胚胎学课，让学生先掌握看得见摸得着的活人的结构，再去感觉流动变化的气血，去想象物质背后无形的存在。

2006 年，我开始为《中国医药报》写专栏，次年结集出版，于是有了我的第一本书《字里藏医》。之后我出版的书多以口述、讲课内容整理而成，偏通俗口语，欠缺更严谨的考据和整理。2015 年，我申请在《新周刊》开辟专栏，续写《字里藏医》，获得了封新城兄的大力支持。我从头到脚把中医对形体结构、组织器官的认识梳理了一遍。花费两年多的时间，我一共写了 50 多篇文章，现在把它们结集出版，定名为《知己》，供大家学习参考。《知己》也是一部很好的中医入门基础读物。人都是有惰性的，若不是两周一期定时有编辑催，我肯定会一拖再拖，把这事儿放荒了。

动物无知但是有觉，人不怕无知无觉、后知后觉，就怕有了先入为主的邪念，在邪念的指引下去生活，只能是戕害自己的身心。

先恢复自知，再恢复自觉，是现代人最需要的。

2018 年 6 月 27 日于汤河原理想乡

01 —
身体 1

02 —
元首 6

03 —
颜面 11

04 —
脸面 17

05 —
颐和 23

06 —
七窍 28

07 —
眼睑 33

08 —
颅颡 39

09 —
髎 45

10 —
和髎 51

11 —
口唇 56

12 —
牙齿 61

13 —
髭、须、髯 67

14 —
咽喉 72

目

目 录
Mu Lu

21 —
肘窝 113

22 —
胸膛 119

23 —
乳房 124

24 —
心口窝 129

25 —
心窍 134

26 —
髑骭 140

27 —
膈 146

28 —
嗝儿 152

15 —
喉咙 78

16 —
颈项 84

17 —
肩膀 89

18 —
腋窝 96

19 —
肩胛骨 102

20 —
肱 108

29 —
胁肋 158

30 —
软肋 163

31 —
怀 168

32 —
脘 173

33 —
脐 179

34 —
耻骨 189

35 —
胯 194

36 —
臀 199

目

37—
骶骨 204

38—
尾椎 209

39 —
下体 214

40 —
九窍 219

41 —
鼠蹊 225

42 —
股 231

目 录
Mu Lu

49 —
趾 274

50 —
津液
.... 280

51 —
唾液
.... 296

52 —
痰涎
.... 302

53 —
泪
.... 308

43 —
膝 236

44 —
腓 243

45 —
腘 249

46 —
胫 256

47 —
腨 262

48 —
踝 268

Shen Ti

身体

身和体是两码事。现代人却在做相反的事，舍本逐末，为了健体不惜伤身，贪图四肢肌肉的发达，不惜掏空已经羸弱的身躯。

文言汉语本来是成熟语言，言简意赅，一字一意。可惜所谓的白话文运动把汉语推回到幼稚阶段，用两个字组成的同义词（字）、近义词（字），甚至是反义词（字）取代原来的一个字。啰里啰唆不说，可恶的是，经常这么用，让后世之人模糊了近义词之间的区别，互相取代乱用，甚至把反义词当同义词用，导致汉语失去了严谨的内涵，使得人们交流时出现诸多歧义，更让人们在阅读古籍时出现偏狭，最终使不少人的思想变得浅薄、粗鄙。

比如说"身体"，在今人看来这是两个字组成的一个词，含义也只有一个。其实，身和体是两码事。身指身躯、躯干，体指肢体、分支。身是主干，体是附着于主干的外延分支。身是本，体是末。搞清身和体的含义不同意义很大，往大了说，事关生死。

人在年轻的时候精血充足，身有足够甚至是多余的气血，自然会向四肢流动。小孩多动，青年喜奔。《黄帝内经》云："人生十岁，五脏始定，血气已通，其气在下，故好走。二十岁，血气始盛，肌肉方长，故好趋。三十岁，五脏大定，肌肉坚固，血脉盛满，故好步。四十岁，五脏六腑十二经脉，皆大盛以平定，腠理始疏，荣华颓落，发颇斑白，平盛不摇，故好坐。"而人到了五十岁，年过半百，就会出现动作皆衰的现象，就是老百姓说的"人老先老腿"。

"动"指腿脚发力。动的繁体字是"動"，其中"重"

指脚踵，脚后跟发力，腿脚才能动起来。"作"指手指活动，手工劳作才有了"作品""作坊"。胳膊发麻、萎弱，手指拘急痉挛，甚至不由自主地颤抖、不能自持，都是一个人衰弱的表现。动作皆衰就是体衰，健康的人能"春秋皆度百岁而动作不衰"，奥秘在于身强促成了体健。所以"强身健体"一词的顺序很重要，先有强健的身躯，才会有强健的肢体。

蜥蜴比人多的一体就是它的尾巴，在遇险的时候，蜥蜴可以自断尾巴逃生。这是天赋本能，可让它舍车保帅、舍末保本。人本来也应该一样，所以有"毒蛇噬手，壮士断腕"一说。遗憾的是，现代人却在做相反的事，舍本逐末，为了健体不惜伤身，贪图四肢肌肉的发达，不惜掏空已经羸弱的身躯。

经常有在马拉松长跑中、在健身房跑步机上倒地猝死的人，在临床上也常见练健美、浑身肌肉，但经常感冒显得弱不禁风的男性。每每看到这些情况，我就想说，这些人的悲剧在于没有相关知识。不看自己的年龄和体质，不知道自己肢体的萎弱是内在身躯的不足，不是去充盈躯干的气血，而是强迫那些本来能回缩以营养脏腑的气血流向四肢，心脏不骤停才怪。

健体相对容易，因为四肢肌肉受意识控制；健身则不易，因为内脏不受意识支配。吃多了，便秘了，你想让胃肠蠕动起来，但做不到；胸闷憋气了，你想让心脏跳得规律一些、有力一些，也做不到。你做不到，因为你不会、不懂健身，但是有人能做到。中国几千年来传承的中医的气功静坐、站桩，还有中国武术内家拳、气功和印度瑜伽的修炼方法，解决的其实就是健身问题，当然也涵盖健体和更高级的修心问题。

健好身并不容易，要学的要点不少。首先要调整呼吸，注意呼吸的节奏、频率、深浅。现代人焦虑急躁，坐在办公室长吁短叹的人不少，打游戏、赶进度上气不接下气的人更多。绝大多数人意识不到呼吸之间会有停顿，这个停顿就是"息"。这个息出不来，人就永远不会得到休息；这个息越长，人的气血就越充盈旺盛，能量释放出来后再行为做事，人才有出息。

其次要调心，放弃后天的强迫意识，回归自然本能的状态，让自心做主，元神出现，以恢复代偿和自愈功能。

再次要四肢不动，或者做特定姿态、姿势，柔和缓慢地运动，以符合或诱发内心的活动。如果没有调息、调心的配合，健身很容易就变成健体，打太极拳变成了做太极操，自发本能的活动变成了表演的套路，练拳不成的多，练出一身病的倒不少。

2011年，《新周刊》主笔胡赳赳就养生健康的专题采访我，因此写出了《先知身体，才知世界》一文。在这一章，我先详细说说身体，作为本书的开篇，希望对大家有所帮助。

扫描二维码，
了解作者有关养生的讲解。

Yuan Shou

元首

提起元首，大家想到的肯定是某国头号领导人，其实它只是"首"的意思，比如首长、首领、首席，而"元"的含义被忽略了。"元"和"首"是两个完全不同的概念。

"元"和"首"是两个完全不同的概念。元指被头颅包裹在内的脑髓、脑浆（大脑、小脑、延髓、脑干），首指头颅、头面、头发、头脸。如果用数字来表达，元是零，首是一。

先说首。首是象形字，从巛从自，按金文的字形，上面指头发，下面指眼睛，合起来指头面、头颅。古人束发留须，源自"身体发肤，受之父母，不敢毁伤"的孝道。头发于人的意义不亚于头颅，中医有发为血之余的理论，情人之间互赠信物，几缕青丝包在香囊之中，包含无限情意。佛教入本土，一个人剃度出家，斩去三千烦恼丝，断绝世俗亲缘关系也在一念之间。在古代，"剃发"是相当重的刑事处罚，被称为"髡刑"。曹操便有著名的"割发代首"的故事。

再说元。元通玄，与虚无同义。道家和中医讲"无中生有"，"无"指无形，以物质以外的形式存在。"生之来谓之精，两精相搏谓之神"，每个人生来都秉承父母遗传的精气神，这被称为元精、元气和元神。元也被称为先天。胎儿在母体内孕育成长，被称为胎元，这时候它已经是生命，但未出生，故中国人计算年龄多用虚岁。出生以后，胎儿头顶的囟门并未闭合，头皮随呼吸而动，这是为大脑继续充盈发育留下空间和余地。婴儿受母乳（母亲精血所化）的滋养，继续充实元精、促进大脑发育，直到囟门自然闭合，开始张口说话。如果母乳不足，代用质量低劣的牛奶或者婴儿消化和吸收功能有障碍，就会造成大脑发育不良，出现"五迟五软"等疾病，严重的会出现脑积水，变成"大头娃娃"——想必诸位现在对吃劣质奶粉致残的孩子还有印象。

婴儿断奶以后，脑髓受饮食五谷之精的滋养；随着年龄增大，消耗逐渐大于补充；到老年出现脑萎缩，伴随出现精神痴呆症状。中、青年人如果过度消耗甚至透支肾精，也会提前出现痴呆的症状，比如白天打瞌睡、晚上睡不着，近的事记不住、远的事忘不了等。尤其是，如果一个人常常通宵熬夜，最消耗肾精。最严重的就是借助兴奋剂熬夜助兴的人，他们开始是抽烟、喝酒、喝咖啡，后来借助软毒品大麻，最终吸毒。吸过毒的人的大脑会严重受损，而且这种伤害是不可逆的。

用脑过度的人常会出现失眠焦虑、耳鸣脑鸣、胫酸眩

扫描二维码，
了解睡眠与记忆力的关系。

冒、眼干脱发等症状。中医认为伤精血过度，应该用血肉有情之品补充。有个名方叫作大补阴煎，用猪脊髓一条，蒸熟加中药黄檗、知母服食。当然，直接吃猪脑似乎更有效，但是猪脑过于阴寒，消化能力差的人不仅不能吸收、利用，还会伤损自身阳气，造成某些男性阳痿。

说起滋补头脑，就不能不提太原的"头脑"，这是明末清初的中医傅山发明的。傅山的母亲年老体弱，鉴于药补不如食补，傅山亲自配制了八味中药，选用了羊肉、羊髓、酒糟、煨面（炒过的面粉）、藕根、长山药，连同黄芪、高良姜共计八种。吃的时候，佐以盐腌韭菜作为药引子。傅山将此配方转让给了一家名叫"清和元"的饭馆，还特地题写了店招，在三个大字上边又写了一行小字"头脑杂割"，合起来就是"清和元头脑杂割"。傅山写的这块店招，就是想时刻提醒人们，要坚持民族气节。

元首常被引申比喻成领导，俗称头脑、首脑。《尚书·益稷》记载："元首明哉，股肱良哉，庶事康哉！""元首丛脞哉，股肱惰哉，万事堕哉！"用了比喻的手法谈治理国家的道理：上层统治者明白事理，执政的大臣有良知、勤勉，国事就能昌盛；反之，上层头脑昏庸、琐碎、脆弱，大臣懒惰懈怠，所有的事都办不好。

提起元首，大家想到的肯定是某国头号领导人，其实这只是"首"的意思，比如首长、首领、首席，而"元"的含义被忽略了。白话文的可悲之处就是用叠音词、同义词、近义词，甚至是反义词来取代原本言简意赅的汉字，时间长了就容易造成词意混淆和歧义，使国人的思维变得浅薄、粗鄙。

以君主立宪制的英国为例，平时抛头露面的是英国首相，算是"首"，英国女王则是"元"。道生一，无中生有。虚君共和中的"虚"字正和"元"同义。以美国和法国等总统制国家而言，元首似乎合二为一，实际上总统还是"首"，总统背后掌管司法权的最高法院、有立法权的国会是"元"。

03

颜面

Yan Mian

中国人善于察颜（言）观色，老朋友好久不见，见面就说彼此 "气色不错"。中医看病诊断讲究望、闻、问、切，望诊首先就是要察看颜色。

　　多数人认为颜面就是脸面，"人活脸，树活皮"，颜面尽失、颜面扫地都是指丢了面子。其实人们在这里说的只是 "面"，没 "颜" 什么事儿。颜是面的一部分，特指两眉、两眼中间。颜（顏）是形声会意字，从彦（yàn），形声；从页，会意。与头颅有关的汉字都有页这个偏旁，比如颅、颧、额、颈、项、颐等。东汉许慎在《说文解字》中说:"颜,眉目之间也。"段玉裁注:"颜为眉间,医经所谓阙,道书所谓上丹田,相书所谓中正印堂也。"按《说文解字》,颜指眉目的中间,包括内眼角、鼻梁上端(山根)。按段玉裁的解释,颜局限在两眉中间。无论如何,颜只是面子的一个局部,当然也是一个重要的局部。

这么一说,颜色就不是脸色,而是特指印堂的光彩和色泽。中国人善于察颜(言)观色,老朋友好久不见,见面就说彼此"气色不错"。中医看病诊断讲究望、闻、问、切,望诊首先就是要察看颜色。印堂发亮被认为踩到点儿上走好运,印堂发暗则被认为要走霉运,甚至会有血光牢狱之灾。俗俚村语不足为凭,巫医卜相之说现在又往往被认为是封建迷信。到底有没有依据呢? 当然有。

在中医里,印堂和山根穴都是督脉所过之处,是经外奇穴。督脉属阳主温热,属于奇经八脉,运行元气,发源于小腹丹田,出会阴过肛门沿尾椎直上颠顶百会,然后下行到印堂、山根、鼻梁,过人中止于上牙龈中间(见文后附图)。两眼之间目内眦是足太阳膀胱经的起点

（睛明穴），上行过眉头（攒竹穴）交会于颠顶百会，然后沿督脉两侧下行，终止于小脚趾外侧。颜（印堂、山根）被人体最热的督脉经过，又被次热的足太阳膀胱经包裹，健康的人的颜当然是发光、发亮的。如果颜色灰暗、晦暗，甚至出现黑斑、暗点，那一定是督脉或膀胱经出现了不够热（阳虚）或过冷（阴实）的问题。一个人的身体出了问题，势必影响心理和情绪，身心有问题势必影响工作和生活，所谓倒霉不走运也是顺理成章的。

随着空调、冰箱的普及，中国人不顾自己的体质而盲目接受西方人的生活方式，喝冷饮、吃冰激凌、吃生食，再加上食物被污染，如农药、兽药残留，以及滥用抗生素等，导致大量人自伤阳气，体内积聚阴寒之气。其中最明显的表现就是面色和颜色的晦暗。尤其可怕的是这种饮食习惯对儿童的戕害。幼儿本是纯阳之体，如今却有很多儿童阳气不足，导致发育迟缓、不换牙、不长个子、尿床、厌食，有的甚至有鼻炎和哮喘。这些孩子的山根处有青筋（静脉血管）横过，发蓝发暗，那是寒湿入血、肾阳衰微的表现。用针刺、艾灸加温阳的中药调理，配合饮食，禁忌生冷、水果等，大多能消除症状，山根处的青筋也最终能消失。

有人或许会说，那印堂发红、发亮就是身体好吧？也不尽然。中医讲中正平和，不能走极端，过寒或者过热都是病态。印堂的光泽有阳气充盈的影响，也有阴血润泽的帮助。有黑气、黑斑说明邪气过重，没有光亮且发暗说明自身阳气不足，过度发亮、发红说明火气太旺，干枯发红说明阴血已经耗干。我曾经治疗过一位重度躁狂、经常整夜失眠的女士，她的面相就是面色潮红，颧骨和印堂红赤。我按清热泻火的治疗原则，为她针刺治疗，印堂穴起针后，从针孔不住往外流血，血色鲜红，当时我没有用棉球按压止血，而是让血尽情流，直到自然止血，患者的两个眼窝都结满了血痂，看着都吓人。但是患者当晚便能安睡，最终治愈。

另外在临床上可以观察到，面色和颜色发黑、发暗的患者，被针刺印堂穴后，一周或两周复诊时可以明显看到其印堂和眉毛下的皮肤颜色开始变白、变亮，明显区别于周围的皮肤颜色。这就是中医说的阳气来复。转运也是由此开始的吧。

道家修行把印堂作为上丹田，功夫修炼到一定程度可以凝神出窍，虽紧闭双眼却可以通过印堂感知外界，此为出神。神话传说中的二郎神、马王爷都有这个本事。古今中外，很多人都习惯在印堂上点些颜色，印度人自不必说，中国人"对镜贴花黄"贴的也是这个地方。小孩子受到惊吓后，惊啼哭闹不能安卧，也可以在这里涂点儿朱砂，给那些作祟的鬼怪一点"颜色"瞧瞧。

督脉图

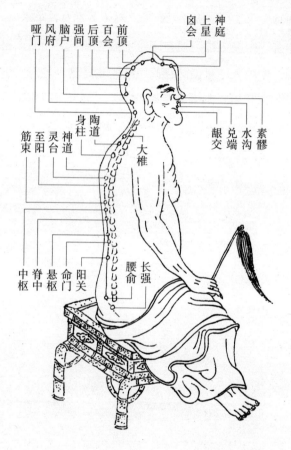

哑门　风府　脑户　强间　后顶　百会　前顶　囟会　上星　神庭

龈交　兑端　水沟　素髎

身柱　陶道

筋束　至阳　灵台　神道

大椎

中枢　脊中　悬枢　命门　阳关　腰俞　长强

04

脸面

人活脸，树活皮。人生在世，出头露脸，抛头露面，脸面最重要。自己修身养性，调理好身心就会有张好脸，别人才会给你面子。

上一节讲了颜面，仅谈了一个"颜"字。颜是面的一部分，指两眉之间的"印堂"；面则覆盖很广，全面、正面、侧面、上面、下面、反面都离不开这个"面"。

面的最上方是"额"，也就是天庭，俗称脑门。有人发际线低，前额比较窄；有人发际线比较高，或者中年谢顶，显得脑门很宽；有人前额隆起，所谓天庭饱满，一般脑容量比较大，精髓丰盈，被认为是聪明的象征。中医观察前额不同于摸骨看相的术士，一般要观察其色泽的明暗程度，还有皱纹的走向和深浅。按照中医经络理论，前额被足阳明胃经从两侧向中心覆盖，前额正中也就是印堂向上的地方是督脉和足太阳膀胱经循行之处。平时自觉前额痛，干呕吐涎沫，前额发黑、发暗，甚至出现斑点，出现这种症状，一般诊断为胃寒。不少中国人的脾胃比较娇贵，现在却盲目跟风学习西方的饮食习惯，恣食生冷，结果往往会造成肠胃阴寒凝滞，尤其是那些爱喝冷饮、爱喝绿茶、爱喝牛奶、爱吃水果的人。

前额如果出现横纹，多是慢性胃病造成的，气虚血弱，不能充盈肌肤，往往会留下沟回。青少年时期就伤了脾胃的人，往往很早就出现前额皱纹，显得早熟。严重的作息不规律、饮食不当会导致胃下垂，皱纹变得很深，脸蛋上的法令纹也会像刀劈斧砍一般。如果注意饮食调养，加上服用补中益气的药物，就能够起到美容去皱的效果。一个人前额正中出现竖条皱纹，常与习惯性皱眉有关，深入研究的话，会发现这些皱纹是膀胱、前列腺或子宫出现问题的前兆，一般提示中年人有长期习惯性憋尿的不良习惯、男性前列腺增生肥大或者女性有子宫肌瘤等问题。

小孩子是赤子，纯阳之体，生性好动，容易出神，易受惊吓，所以给孩子理发是个很费劲的事。古代的孩子多蓄刘海，盖在脑门上如同搭个凉棚，起到阴阳平衡的作用。"妾发初覆额，折花门前剧。郎骑竹马来，绕床弄青梅。"女子出嫁以后长发盘起，露出前面的额头亮亮堂堂的。现代一些男、女青年留齐眉刘海，一是装嫩显小，再就是为了遮丑，遮盖额头上的黑斑、痤疮、皱纹、瘢痕什么的。我会劝性情阴暗、抑郁的人把刘海剪掉，露出脑门，这样显得"阳光"，也能被阳光照到。可惜很多人不接受露出饱满天庭的自己，觉得那不像自己。

脸也是面最大的一部分，它的肌肉、血管、神经非常丰富。看过骷髅头的人知道，鼻翼两旁、颧骨下凹陷的部分都是被脸覆盖的。脸蛋、脸颊都是脸。按照中医的经络理论，脸主要被足阳明胃经和手太阳小肠经覆盖。足阳明胃经起于瞳孔正下方的眼眶，下行过嘴角到腮帮子，反折沿脸颊上行直到前额（见文后附图）；手太阳小肠经从脖子上来，经过颧骨止于耳前。中医认为心和小肠相表里，这就决定了脸是胃口和心情的外在表现。

脸色和脸蛋肌肉的丰盈程度反映了胃的消化功能。《黄帝内经》说，女子虚岁 35 岁时会出现"阳明脉衰，面始焦，发始堕"的现象，指的就是由于胃和大肠的功能衰退，导致"黄脸婆"现象的出现；等女子到了 42 岁，会因为"三阳脉衰于上"而"面皆焦，发始白"。再者，脸色、表情是内心活动的外在表现。脸皮薄的人，遇见陌生人都会脸红、心跳、出汗；脸皮厚的人，脸不变色、心不跳，即中医认为的"身心不二"。事实上，脸皮的厚薄取决于胃壁的厚薄，胃壁的厚薄取决于心肌是否强健。心理素质差的人，消化功能也差，平时容易犯恶心，不到饭点不会饿，不饿的时候吃了东西就会噎着，只能吃习惯吃的东西，难以接受新奇怪异的食物。这些人接受不同意见、建议的能力也差，令他作呕的事比较多，说话往往也会一吐为快，不吐就硌硬。

中医认为面子是由里子决定的。六腑（胃、小肠、大肠、胆、三焦、膀胱）功能的衰退是导致脸面颜色、光泽衰退的主要原因，所以真正的美容，应该是增强胃肠蠕动和消化、排泄功能，抽筋、拉皮、打羊胎素、打肉毒素都是治标不治本的方法。

人活脸，树活皮。人生在世，出头露脸，抛头露面，脸面最重要。自己修身养性，调理好身心健康就会有张好脸，别人才会给你面子。我们平常吃的面包、面条、拉面中的"面"应该写作"麺"，跟脸面一点关系也没有。

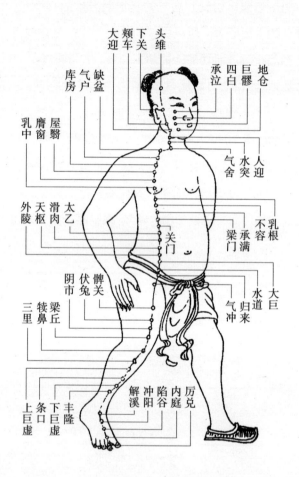

足阳明胃经图

"颐"指下巴、下颌。确切地说，下巴和两侧的腮帮子都是颐。"颐和"从小处说是吃得合适，从大处说就是"颐养和气"，不偏激、不走极端。

颐和

Yi He

大家都知道北京有个颐和园，但很少有人知道"颐和"是什么意思。自己不懂也没办法让外国人懂，索性把颐和园翻译成 Summer Palace，信、达、雅哪个都不占，而且张冠李戴，Summer Palace 本是承德避暑山庄该有的英文译名。

颐（頤），右边是"页"，象征头项，与头、面、颈、项有关的字大多用它做偏旁部首；左边是"臣"的省略字，在甲骨文和小篆中，"臣"字左边像竖起的宽嘴形，以牙齿衬托，好像咧开嘴笑时的下巴；字的右边像条蛇，用来表声。《广韵》解：当"蛇"表示"曲折通过"时，读为"弋支切，音移"。所以"颐"指下巴、下颌。确切地说，下巴和两侧的腮帮子都是颐。《释名》中有："颐，或曰辅车，或曰牙车，或曰颊车。""颐指气使"中的"颐"，指的就是努着下巴指派人，不动手也不动嘴，一副盛气凌人的样子。

相术中把额看作天庭，那么颐就是地阁。天庭饱满，地阁方圆，所谓福相、贵相就是额头要前凸，下巴要方正，腮帮子要鼓。《西游记》中有个人物，但见他"大耳横颐方面相，肩查腹满身躯胖。一腔春意喜盈盈，两眼秋波光荡荡。敞袖飘然福气多，芒鞋洒落精神壮"——没错，说的就是大肚弥勒佛。据《新唐书·诸帝公主传》："主（太平公主）方额广颐，多阴谋，后（武则天）常谓'类我'。"说明武则天母女的长相都是大脑门、宽下巴。唐人以胖为美，嘴大能吃才能长胖。人是杂食动物，食品质量不足时只能通过数量弥补，嘴大、颐广就是优势。随着生产力的发展，精细、精美的食物越来越多，人没必要吃那么多了，所以下巴就逐渐收回，大嘴也变成了樱桃小口。现在演武则天和太平公主的演员多为锥子脸，美和丑、贵和贱都颠倒了。

"大快朵颐"在北京土话里叫"甩开腮帮子吃"。"朵"指咀嚼，《周易·颐卦》中说"舍尔灵龟，观我朵颐"，形容的就是人大口吃得痛快。现在的人们吃饭注意吃相，大快朵颐的场景难得一见，不过电视上常出现NBA球员嚼口香糖的情景，透着一股身体强健、满不在乎的劲儿。牙齿咀嚼的动力来自下颌关节，俗称牙关。牙关受肌肉牵引，人在咬紧牙关的时候，咬肌的最高点就出现了，这就是针灸的穴位颊车，即足阳明胃经的第6个穴位。咬肌的力量是惊人的，身体特别强健的人可以用牙咬着皮带拖动汽车。身体健康的人一般喜欢吃筋道、有嚼头的食物，不然感觉有劲儿没处使；而身体虚弱的人，特别是有胃病的人，咬嚼一会儿就会感到腮帮子发酸，所以他们只能吃软烂的食物，有的人干脆只能吃流食。

中医看病必须要看的是病人的舌头。有时患者在张嘴伸舌的同时，两腮就会发出"咔嗒"的声响，这是下颌关节发出的声响，一般是因为咬肌僵硬、牵扯关节错位、摩擦而发出的。西医称之为"关节紊乱"，中医认为有这种症状的人往往会有比较严重的胃病，表面上看是咬肌僵硬，实际上体内胃的平滑肌也是僵硬、痉挛的。通过直接针刺腹部的上脘穴、中脘穴和下脘穴，加上颊车穴，就能标本兼治，既纠正了表面的紊乱，又治疗了内在的胃病。

长期胃病患者往往会出现胃和其他脏器的下垂，脸上的肌肉也会相应地松弛。这些人在进食或因过分惊讶而张大嘴时，会出现习惯性下颌关节脱臼的症状，古称"颐脱"，俗称掉了下巴。要让下颌关节复位，须先下拉，然后再向后送。若想治愈胃病，那么补充气血、提高肌肉张力才是治病求本的办法。

下颌骨与颈部的接合部充满了腺体、淋巴管和淋巴结，如果被病毒和细菌感染，会造成下颌淋巴结肿痛，出现脸颊一侧或两侧红肿热疼，同时伴有全身疼痛、高烧、神志昏迷等症状。现代医学认为这是细菌或病毒感染所致，中医称其为"发颐"，认为是热毒壅盛积聚在阳明和少阳导致，一般用清热、解毒、散结的中药救治，也可以用耳尖放血泻热的方法，或用灯火烧灼角孙穴发散郁火的方法。

"颐"被借用为一个卦象的名字，就是《周易·颐卦》，震下艮上，上下都是阳爻，看着就像一张嘴。卦辞云："颐，贞吉。观颐，自求口实。"说白了就是要善待自己，要吃饱，要吃好。于是"颐"和"养"成了同义词，颐养天年就是这个意思。所以，"颐和"从小处说是吃得合适，从大处说就是颐养和气，不偏激、不走极端。颐和园翻译成英文应该是：Feeding Harmony Garden。

06

Qi Qiao

七窍

人们常用七窍的状态来描述人的精神状态，聪明两个字指的就是双耳、双眼的功能状态好，代指人的精神状态好。俗话说的人到老了 "耳不聋，眼不花"，也是如此。

平时人们经常说"七窍冒火""七窍生烟""七窍流血"，这七窍指的就是头面部的七个窟窿眼儿：双眼、双鼻孔、双耳和嘴巴。只要看看骷髅头，你就很容易看到这七个内连大脑、脏腑，对外开放的孔窍。

还有个"七窍"是指内七窍，也就是指人的心眼儿，比如"七窍玲珑""痰迷心窍"等，这个我们后面另说。也有人胡批、乱解释，把七窍说成"眼耳口鼻外加舌头、肛门和尿道"，这明显是错误的，因为舌头是实心的，没有窟窿，肛门和尿道则深藏不露，无论是生烟、冒火还是流血，都不可能被人看见，而七窍应该是在明处的。事实上，古人把头面七窍加前后二阴称为九窍。

七窍是人和外界交换信息、能量和物质的窗口，能感知也能输出，所以人们常用七窍的状态来描述人的精神状态，聪明两个字指的就是双耳、双眼的功能状态好，代指人的精神状态好。俗话说的人到老了"耳不聋，眼不花"，也是如此。要是"擀面杖吹火——一窍不通"，那就是精神气血出了问题。

七窍的数目、分布和形状很有意思。鼻唇沟（人中穴）以上分布的眼、耳、鼻都是双孔的，鼻唇沟以下的口、尿道和肛门都是单眼儿的。按《易经》的数理，双数属阴，单数属阳，上面是三个双数，用三个阴爻表示，构成坤卦；下面是三个单数，用三个阳爻表示，构成乾卦。综合来看，上坤下乾一起构成了泰卦。大家都知道否极泰来，泰是好卦象，否是坏卦象，原因是，泰卦阴在上、阳在下，阴性质重下流，阳性气轻上浮，就构成了一副动态的交流状态。天气冷凝下降为雨，地气蒸腾上升为云，天地交泰，云雨之后万物萌生，万物自身的形状自然就带有了天地的气象。所以说，即便有外星人存在，只要他是天地气交的产物，模样就怪不到哪里去。

《庄子·应帝王》中讲了这么一个故事。南海之帝为倏，北海之帝为忽，中央之帝为混沌。倏与忽时相遇于混沌之地，混沌待之甚善。倏与忽谋报混沌之德，曰："人皆有七窍以视听食息，此独无有，尝试凿之。"日凿一窍，七日而混沌死。

道家的文字，寓言隐语虚虚实实，如果没有师承心传和自我修行的话，很难理解。南北是空间概念，倏忽是时间概念，合起来讲的是时空转换。混沌却是天地未分，阴阳混一，没有时空的状态。举例来讲，胎儿在娘胎里发育时就处于先天混沌状态，胎儿靠脐带与母体相连完成营养代谢，七窍虽有但是未开。这时的胎儿是头朝下待着的，九窍虽有但是都未开通，三阳在上，三阴在下，上乾下坤，构成一个否卦。

等到胎儿分娩出生就是否极泰来。分娩之时，人脱离先天，进入后天独立状态，撕裂羊水包裹，七窍开通，呼吸始作，啼出声、吮奶水、睁眼看、竖耳听。换言之，如果胎儿在混沌状态下就开了七窍，别说是在胎囊内，就是在出生后，如果没抹净嘴巴和鼻孔就开始呼吸，婴儿也极易被羊水呛着。所以庄子这篇寓言说的就是，在混沌未开的时候开通七窍就是死路一条。

反过来讲，老子讲的抟气致柔、复归婴儿的理想其实就是关闭七窍，回归先天混沌的状态。《庄子·在宥》便借广成子之口讲了这个道理和方法。混沌的状态是这样的："至道之精，窈窈冥冥；至道之极，昏昏默默。"想进入这个状态就得做减法："无视无听，抱神以静，行将至正。必静必清，无劳女形，无摇女精，乃可以长生。目无所见，耳无所闻，心无所知，女神将守形，形乃长生。慎女内，闭女外，多知为败。"

通过开通七窍来感知和接纳外界的能量、信息、物质是为了后天的生存，如果衣食饱暖、安危无忧，那人就没必要消耗太多的精气神在七窍上，就可以尽可能地闭户塞牖，关闭视听，眼不见、耳不听、口不食。唯一不能了断的是呼吸，但是我们可以有意识地调节，使呼吸变得绵长悠远，让呼和吸之间的停顿加长，进入所谓"胎息"的状态。这时候人就有可能进入恍惚幽眇的混沌状态，从而出神入化。

对于人们被欲望驱使、被周围环境鼓噪而不停地奔波、忙碌、拼命的情况，老子在《道德经》第十二章中说："五色令人目盲，五音令人耳聋，五味令人口爽，驰骋田猎，令人心发狂，难得之货，令人行妨。是以圣人为腹不为目，故去彼取此。"

整天盯着手机、电脑看的人，是不是已经视力下降或眼花了？整天塞着耳机听音乐的人，是不是开始耳鸣或听力下降了？整天自称"吃货"，不停地往嘴里塞各种美食的人，是不是血糖、血脂和尿酸都增高了？整天呼吸肮脏、污浊空气的人，是不是肺里长出结节了？

想长寿，就要做减法，少看、少听、少吃、多息。最简单的方法就是闭目养神。

07

眼睑

就遮蔽眼球、对抗风沙的功效而言，单眼皮及其睫毛的防护作用比双眼皮更好。单眼皮的人，眼睛本身就狭长、偏小，有眯缝眼的感觉，中国古代仕女图中的美女大多是单眼皮的，故单眼皮的人又被称为古典美人。

　　眼睑就是眼皮、目胞。就人类而言，眼睑分为上睑和下睑，分隔上、下眼睑的裂缝称为睑裂，贴近鼻梁一侧的眼角叫作目内眦，外眼角叫作目外眦。上睑底部和下睑顶部称为睑缘，睑缘上有 2 ~ 3 行睫毛。睫毛均向外弯曲，有阻止灰尘和减弱强光的作用。

　　说到眼睑，最常见的话题就是单眼皮和双眼皮。单眼皮又称单睑，眼皮无褶皱。秦、汉以前，汉族血统较纯的人或许都是单眼皮，这从出土的秦俑就可得到证明。双眼皮是指上睑皮肤在睑缘上方有一道浅沟，当睁眼时，此沟以下的皮肤上移，而此沟上方的皮肤则显松弛，在重睑沟处悬垂，向下折叠成一横行皮肤皱襞，又称重睑。一个人是单眼皮还是双眼皮主要是生物遗传上的原因导致的，双眼皮是显性遗传性状，而单眼皮是隐性遗传性状。不过也有其他原因，比如有的人有时候是单眼皮，有时候又会变成双眼皮；有的人一只眼是单眼皮，另一只眼是双眼皮。

　　到底是单眼皮美还是双眼皮美，说法不一。就遮蔽眼球、对抗风沙的功效而言，单眼皮及其睫毛的防护作用更好。单眼皮的人，眼睛本身就狭长、偏小，有眯缝眼的感觉，中国古代仕女图中的美女大多是单眼皮的，故单眼皮的人又被称为古典美人。近代人说的柳叶眉、杏核眼则多指双眼皮，因为这种人的眼睛大且鼓起。

　　如今美容整形手术愈发地兴起、泛滥，其实在中国，最早的美容手术就是"割双眼皮"。这种微创手术本身是为了治疗"倒睫"，也就是睫毛内卷刮擦眼球的问题。治疗方法是在上眼睑的睑缘上面划一刀形成瘢痕，瘢痕收缩形成重睑，睑缘外展、睫毛上翻，便不再刮擦眼球了。因为手术的副作用是让人变成双眼皮，所以当时很多人就假装自己有睫毛内翻的毛病去割了这一刀。

眼睑面对外面的一侧为皮肤，贴近眼球的一侧为结膜，衬在眼睑内面的为睑结膜，贴在眼球前的为球结膜。结膜内含有丰富的血管和神经末梢，并有少量的黏液腺，能分泌黏液、滑润眼球，以减少睑结膜与角膜的摩擦。医科学生到眼科实习的第一步就是要学会翻眼皮：把患者的上眼睑翻起，露出红色的睑结膜。通过查看睑结膜可以发现患者是否贫血，是否有沙眼、眼结石或其他炎症。沙眼不是因为眼睛进了沙子，而是由衣原体侵犯睑结膜和穹窿结膜导致的。急性细菌性结膜炎和病毒性结膜炎都是由细菌和病毒侵染结膜而引起的，并且都有传染性。

绝大部分鱼类都没有眼睑，原因很简单：鱼整天生活在水里，眼珠子不需要额外的滋润。只要一出水，就需要眼睑了，所以两栖动物和脊椎动物都长有眼睑。无尾两栖类动物、爬虫类动物、鸟类除有上眼睑和下眼睑外，还有一层透明的眼睑，被称为瞬膜，也叫"第三眼睑"。瞬膜可以遮住角膜，借以湿润眼球，同时又不影响视线，有点像现代人戴的隐形眼镜。特别是当鸟类在高空飞行时，它们可借瞬膜防止风沙对眼球的伤害。哺乳动物的瞬膜已经退化，退化的瞬膜残存在眼内角，成为不能活动的半月皱襞，因而哺乳动物只能依靠发达的上、下眼睑来滋润、保护眼球。

眼睑还有一个重要的作用就是遮光，小到闭目养神，大到合眼睡觉，眼睑的作用不可或缺。鱼没有眼睑，一直睁着眼，它们难道不睡觉吗？不睡觉是不可能的，因为这不符合阴阳之道。观察一下就知道，每到夜晚，金鱼就会躲到鱼缸内的小假山、水草丛等暗处一动不动，这就是金鱼睡觉时的状态。在淡水里生活的鱼大多躲在岩石后、水草丛的暗处睡觉。还有的鱼当夜色来临时，就会钻进沙子里，一动不动地睡大觉，这样既安静又能有效地防止天敌的伤害。还有的鱼体内会分泌一种特殊的胶状物质，在要睡觉时，它们就吹个大泡泡，胶质的泡泡遇水硬化，然后它们再钻进泡泡里，只在嘴边留个小孔，就像在睡袋里一样。

临床上常见的眼睑疾病都与这两件事有关：眼睑不能闭合或即便闭合也不能滋润眼球。比如甲状腺功能亢进的患者，一般都会并发突眼症，患者的眼球鼓起、突出，严重的就会导致眼睑不能闭合。患者的痛苦在于晚上睡觉时无法合眼，即便能睡一会儿也需要定时叫醒自己滴人工泪液，或者涂抹保护性的眼药膏，不然角膜就会因得不到滋润而出现硬化、感染或坏死的症状。

还有一类是干眼症患者，他们由于自身泪液分泌不足或泪液成分出现异常而导致眼球得不到滋润。眼睑起到的不过是类似汽车挡风玻璃前雨刷器的涂刮作用，如果没有内在的"玻璃水"和外在的"雨水"来滋润，"雨刷器"干刮就只能磨损眼球。

造成干眼症的原因主要是熬夜和用眼过度，目不交睫是形容人不睡觉，或是因为紧张、兴奋连眼睛都不眨。这种情况现在很普遍，比如熬夜打游戏的人，晚上不睡觉盯着手机看的人。这样做会过度消耗为眼球提供滋润的津液，同时不睡觉还会让眼球得不到修复，所以很多年轻人都会患上干眼症，出现畏光、干涩、疼痛伴有视力减退的症状。中老年人患干眼症一般与全身功能衰退有关，通常会伴有口干、鼻干、（女性）阴道干涩等症状，需要调整全身的免疫功能。

为了保护眼睛，除了讲究用眼卫生外，经常做眼保健操，每天临睡前或早晨起来时将双手搓热后，掌心向内扣在双眼上，反复几次，都有很好的保护、滋润眼睛的效果。

08

颃颡

我们都知道嘴里有个嗓子眼儿通往气管和食道，但很少有人知道嘴里还有一个眼儿通往鼻腔，这个眼儿就是在口腔上膛后面的颃颡（发音同杭桑）。医学上经常利用颃颡这个鼻咽腔道抢救病人，就是鼻饲。

我们都知道嘴里有个嗓子眼儿通往气管和食道，但很少有人知道嘴里还有一个眼儿通往鼻腔，这个眼儿就是在口腔上膛后面的颃颡（发音同杭桑），西医称之为鼻咽腔。《医宗金鉴·正骨心法要旨·头面部》中有："玉堂在口内上腭，一名上含，其窍即颃颡也。"张志聪《黄帝内经灵枢集注》载："颃颡者，腭之上窍，口鼻之气及涕唾，从此相通。"

　　大众虽然不知颃颡，但出于本能大都在用它。比如有人不喜欢擤鼻涕，习惯把鼻涕吸到嘴里吞了或吐出。有人吃多了想呕吐又紧闭嘴巴不想吐，这时候食糜秽物往往会从鼻孔里面涌出来。我嘱咐患者吞服三七粉或琥珀粉，有的患者吞服以后呛着了自己，肺气上逆要喷，结果患者紧闭嘴巴不想浪费药物，结果药粉就从两个鼻孔喷了出来，就像喷出两道烟。

　　医学上经常利用颃颡这个鼻咽腔道抢救病人，就是鼻饲。当患者病危昏迷、嘴巴紧闭无法喂药的时候，医生就会从患者鼻孔插入一根软管，通过鼻咽腔进入咽喉，避开气管插入食管，最终进入胃内。这样医生就能在患者丧失意识的状态下，为他建立一个生命通道，保障饮食和药物的供应，直到患者清醒过来，恢复自主意识，能够张口进食吞咽。如果没有这项技术，口噤不开、水米不进就会成为生命的终点。古代也有强行撬开牙关，甚至不惜敲碎牙齿，以方便喂食的行为。虽然说是两害相权取其轻，但因患者无法配合，终究难以避免因食物、流质进入呼吸道而造成呛咳窒息的危险发生。

按说鼻子属于呼吸系统，口腔属于消化系统。上面说的鼻饲是把呼吸道当食道用，当然也有把食道当呼吸道用的。比如，鼻塞的病人呼吸不畅，鼻腔和鼻咽腔都有水肿堵塞，这时患者只能用嘴呼吸。还有一些打鼾的患者，呼吸憋气严重的会出现长时间的呼吸、心跳暂停。这些人的共同特点就是鼻腔堵塞、口腔干燥，尤其是颃颡和口腔上膛干燥，这都是用嘴巴代偿呼吸功能导致的。

上面说的鼻饲和打鼾两种情况都属于阴阳错位，就像牝鸡司晨或公鸡抱窝。暂时代偿可以，长久必然引发更大的问题。按中医理论，鼻腔隶属督脉属阳，口腔隶属任脉属阴。颃颡则是天然的阴阳交会的地方。简单地说，鼻咽部过于干燥，火烧火燎甚至脱皮，那就属于阳亢阴虚；而鼻咽部总是涌出鼻涕、痰浊或长出肿瘤、息肉，那就属于阴盛阳虚。

　　临床上常见的是鼻咽炎，患者常以鼻咽部干燥不适为主诉，常感到鼻塞、打喷嚏、流清（脓）鼻涕、鼻咽部发痒、干咳疼痛、有异物感、呼吸困难、头昏头痛、乏力、嗅觉减退、记忆力下降等，严重者有声嘶、咽痛、头痛、头晕、乏力、消化不良、低热等局部或全身症状，对这类患者进行鼻咽部检查可见黏膜慢性充血、增生、肥厚，覆以分泌物或干痂。患者的鼻腔和气管里都有黏稠分泌物但不易咳出，故咳嗽频繁，西医根据患者鼻咽部黏膜、黏膜下及淋巴组织有炎症即诊断为鼻咽炎，鼻咽炎又分为急性鼻咽炎和慢性鼻咽炎。

　　说白了，鼻咽炎是人体遭受病毒或细菌感染以后出现的自我保护行为，此时出现的所有不适症状和体征都是顺症，不能被压制或抑制，否则就会转变成经久不愈的慢性炎症，甚至发展成增生甚至肿瘤。中医、中药对此的治疗效果是最好的，比如辛温辛凉解表药、苦寒清热解毒药、化痰散结药等。它们能有效调动身体的正气（免疫系统），因势利导，扶正祛邪，顺应身体自愈的趋势，达到治病求本的目的。

鼻咽部还有一种常见的疾病是鼻咽癌，这是一种发生于鼻咽腔顶部和侧壁的恶性肿瘤，是我国高发恶性肿瘤之一。该病的常见临床症状为鼻塞、涕中带血、耳闷堵感、听力下降、复视及头痛等。

临床上如果遇到原因不明的一侧进行性咽鼓管阻塞症状、涕中带血或后吸鼻涕后"痰"中带血、颈侧淋巴结肿大，或原因不明的头痛、外展神经麻痹等患者，均应考虑鼻咽癌的可能，需要进行详细检查。

现代医学对鼻咽癌的成因说法不一，大多将其归咎于遗传或地域饮食习惯。中医认为，癌是阴实证，与情绪压抑、气血凝滞有关。《黄帝内经》的《灵枢·经脉》篇说："肝足厥阴之脉……挟胃属肝络胆，上贯膈，布胁肋，循喉咙之后，上入颃颡。"表明颃颡出问题与肝气郁结、压抑怒火有关。鼻咽癌大多对放射治疗具有中度敏感性，放射治疗是鼻咽癌的首选治疗方法。但是对于较高分化癌，病程较晚以及放疗后复发的病例，手术切除和化学药物治疗配合中医、中药调养都是不可或缺的手段。

　　从预防和保健的角度来讲，平时保持颃颡的通畅很重要。内家拳站桩或静坐的时候都要求舌舔上腭，其实就是在打通任督二脉，平衡阴阳，起码可以让颃颡里面不会有那么多鼻涕，也不会干燥上火。

09

髎

古人把骨头的接缝称为髎（发音同料）。骨头之间有的靠筋连接固定，有的则呈半愈合状态，如同磨砖对缝。每个人的鼻头内部其实是由两片骨头组成的，用食指按压一下自己的鼻头，能明显感觉到两片软骨。

古人把骨头的接缝称为髎（发音同料）。

俗语有：姑舅亲，辈辈亲，打断骨头连着筋。骨头之间有的靠筋（肌腱）连接固定，有的则呈半愈合状态，如同磨砖对缝。不管怎样，骨头之间都会留下空窍或缝隙，为气、血、神经的出入提供方便。既然是接缝或空隙，那就属于接合部，相对脆弱，所以髎也是邪气和异物容易积聚的地方。

人体最大的几个髎在骶骨，一共有 8 个，中医称之为八髎。腰椎以下有 5 块骶椎融合在一起，形成一整块骶骨。5 块骶椎之间留出了 4 对骶空，向盆腔一面有 4 对小孔叫骶前孔，向后开放的 4 对叫骶后孔。中间脊髓孔内有神经走行，这些神经纤维束分别从这些间隙（骶前孔和骶后孔）中发出，支配外周，控制、影响盆腔的泌尿和生殖系统。

中医所称的八髎，统属足太阳膀胱经，针刺、艾灸、按摩这几个穴位，对外能通过经络和神经传导，解除腰骶、大腿和臀部的疼痛、麻木、冰凉、烧灼等不适感；对中可以影响督脉、膀胱经和脊髓，改善脊髓、大脑功能，以及脊柱两侧肌肉的紧张或松弛状态；对内能影响小腹部位的各个器官，有效地改善人体泌尿系统、排泄系统和生殖系统的状态。

每个人的鼻头也叫鼻准，内部其实是由两片骨头组成的。用食指按压一下自己的鼻头，就能明显感觉到两片软骨，小孩子、年轻人的鼻头偏硬，软骨间隙不明显，岁数大了，缝隙就会变得大一些。古代人有段时间就用这个方法检测童贞。

绝大多数人没学过解剖，但有些人吃过兔头或猪头，有些人啃过鸭头。吃北京烤鸭的时候，厨师会把鸭头纵切一劈两半，仔细观察一下就能发现鸭子的这两片软骨，以及软骨连带的鼻骨。鼻骨是颅骨的延伸，但是鼻骨本身是由酥松的骨质和软骨构成的，这种结构是为了方便渗出黏液，也就是鼻涕。

中医认为，髓为骨之液，正常分泌鼻涕有助于保护、湿润鼻腔黏膜，也有益于加湿和过滤空气，擤鼻涕、流鼻涕本身就是在排出异物。但是如果感染外邪，鼻腔出现炎症就会分泌大量脓鼻涕，或者对花粉、螨虫过敏，就会连续打喷嚏并流出大量清水鼻涕，这些都会导致阴精大量流失，伤及骨髓、大脑和肾。所以中医将人因鼻窦炎而流出大量脓鼻涕的症状称为脑漏，流失过多就会影响人的记忆力。

很多人摸过猫和狗的鼻头，都是凉凉、湿湿的。养过宠物的人都知道，一旦猫和狗的鼻头发热变干，那就意味着要病了，这一般是流感发热的前兆。其实人也一样，中医称鼻头为素髎。素是白净的意思，实际上健康人的鼻头不应该发红，而且应当是温度偏凉的。鼻头居面部正中的居高点，属于督脉。督脉性热，循行到鼻腔处有温煦、推动鼻腔分泌黏液的作用，到了属于强弩之末的素髎就应该变得凉润。人，特别是小孩子，一旦鼻头发热、发红，那同样也是外感发热的前兆。

很多人鼻头发红，但不发热，俗称酒渣鼻。西医关注病因，认为是由感染螨虫导致的，治疗多用药物杀虫；中医则认为发病条件更重要，所以注重改善环境和发病条件。鼻头发红确实与喝酒过多有关，其原理在于饮酒伤脾胃，从而导致胃肠蠕动变慢，食积壅滞在中，湿热上蒸，寒湿下注，上热下寒。虽然鼻头发红，但患者四肢厥逆、肚腹冰凉。所以想要治疗酒渣鼻，一定要疏通肠胃、条达四肢，绝不能局限一处，头痛医头，脚痛医脚。

素髎应该凉，但不能过凉。有些人阴寒过重，鼻头发青甚至发黑，这是督脉阳气衰微、阴寒过盛的表现。类似的表现还有印堂，也就是鼻根以上发暗。这类患者多有呛咳、鼻塞、气逆等症状，严重的会有水肿、心悸等症状，甚者危及性命。治疗这种病症，应本着急则治标的原则，快速针刺素髎穴，甚至放血，以快速振奋督脉阳气，开畅鼻腔、宣通肺气，同时配合强心、利尿药物的使用，缓图治本。

素髎穴隶属督脉，内通肺脏，上络大脑，虽然不热，但是神经末梢丰富，是急救的要穴。房事期间，当男女因性兴奋过度而失精脱阳、昏厥、丧失意识的时候，与其惊慌失措或打120等待医生到来，不如自己动手施救，除了可以针刺骶骨尾椎末端的长强穴回阳救逆外，其实还有个更有效的简单方法，就是迅速用指甲掐素髎穴或人中穴，或者干脆用牙咬素髎穴，其回神效果显著。当然，不能太狠，别把人家鼻子咬掉了。

所谓空鼻症，指的就是鼻腔经过手术以后无黏液分泌，鼻孔干燥疼痛，每次呼吸都极其痛苦，导致患者无法入睡，最终出现情绪、精神失常，甚至出现暴力行为。

正确诊断、精心施治、避免过度医疗是避免空鼻症发生的前提，已经患有空鼻症的人，可以通过针刺素髎穴以及相关的迎香、攒竹等穴位，同时配合服用滋阴润燥、宣肺开窍的中药，来逐步改善鼻腔的气血供应，有效缓解空鼻症带来的干燥疼痛症状。

阴阳就是这样，平和最好，鼻涕过多是脑漏，没有鼻涕是空鼻，偏离了中和就是病态。素髎居中，正好可以借助它来调和阴阳。另外，从古至今，素髎穴都禁灸，这与保持素髎偏凉的本性有关，也与担心艾灸烫伤、落疤毁容有关。

10

耳和髎中的髎是耳软骨与颅骨的接缝。耳朵冻疼了的时候，有经验之人的缓解办法不是揉搓耳郭，而是齐着耳根（耳和髎）上下挤压，这样做可以快速改善整个耳朵的供血、供气。

和髎

He Liao

相传，扁鹊所著的《难经》是《黄帝内经》论述演绎的延续，也是中医必读的经典。其中第三十七难有言："五藏者，当上关于九窍也。故肺气通于鼻，鼻和则知香臭矣；肝气通于目，目和则知黑白矣；脾气通于口，口和则知谷味矣；心气通于舌，舌和则知五味矣；肾气通于耳，耳和则知五音矣。"

人的头上有七窍，分别是双眼、双鼻孔、双耳和口腔，这是头颅对外开放的明道。颅骨内盛脑浆，后侧通过枕大孔连接脊髓，这是不见天日的暗道。另外两窍是肛门和尿道，加起来一共九窍。女人还多了一个产道，总共十窍。上次讲了素髎，它在鼻头正中，能够影响几个蜂窝状的窦腔向鼻腔渗出黏液，算是"鼻和则知香臭矣"。今天再说两个能影响口耳的穴位，"耳和髎"及"口禾髎"。

确切地说，耳和髎中的髎并不是颅骨上的空窍，而是耳软骨与颅骨的接缝。俗话说的耳根子硬或耳根子软，说的就是这个地方。小时候孩子淘气经常挨打，打屁股最疼，但也最安全，如果被老师"耳提面命"，或被家长揪着耳朵拎起来，那就很容易造成耳朵软骨撕裂，伤的根儿就是耳和髎。天衣无缝，骨头有缝，其接合部是最薄弱的。另外，冬天天冷冻得厉害的时候，耳朵的供血、供热最薄弱，往往齐着耳根，整个耳郭会变得冰凉坚硬，先红后紫，最后变黑，有的人还会长出冻疮，经年不愈。耳朵冻疼了的时候，有经验之人的缓解办法不是揉搓耳郭，而是齐着耳根（耳和髎）上下挤压，这样做可以快速改善整个耳朵的供血、供气。

耳郭的大部分以弹性软骨为支架，覆以皮肤构成，皮下组织少，富含血管和神经，感觉敏锐。耳郭前凹后凸，利于收集声波。耳和髎的具体位置在头侧部，鬓发后缘，平耳郭根的前方，颞浅动脉的后缘。耳和髎的最下面是骨缝，上面有颞肌；前方有颞浅动、静脉，负责给耳朵供血；周围布有耳颞神经分支、面神经颞支，负责外耳的感觉。还有外耳淋巴，汇入耳前、耳后、耳下、颞浅和颈深上淋巴结。耳朵生冻疮的主要病理是淋巴液循环障碍，出现冻凝水肿，进而影响到血液循环，出现瘀血，最终影响到软骨，导致软骨坏死、萎缩。

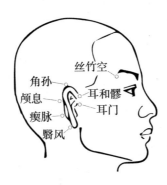

毫无疑问，耳和髎是影响耳朵功能的小窍道。《难经》有"耳和则能知五音"，故名。中医经络学说认为，耳和髎

属于手少阳三焦经，三焦本身就是元气和体液的通道，内连心包，影响血液循环，所以在临床上通过针刺耳和髎穴，借助深浅和力道的调整，可以向内影响到耳郭和内耳，向外影响到面目口鼻的气、液、血的供应及循环，有效治疗头重、耳鸣、牙关紧闭、颌肿、鼻准肿痛、口㖞等症状。

确切地说，口禾髎也不是颅骨上的空窍，而是门齿与犬齿之间的间隙。中医认为，齿为骨之余，所以说牙缝是髎也没毛病。口禾髎内对两齿（门齿及尖齿）牙根间凹陷处，故名。取穴的方法是：在鼻孔外缘直下，水沟穴旁开半寸处，正坐仰靠或仰卧取穴。穴位在上唇方肌止端，有面动、静脉的上唇支，布有面神经与三叉神经第二支下支的吻合丛。针刺时要扎到上颌骨犬齿窝部。

毫无疑问，口禾髎能调节、影响口腔功能。《难经》讲"口和则能知五味矣"，故名。但仅仅把口禾髎局限于治疗口腔问题的穴位，那还真是小看了它，其实，它能够调节口鼻两个窍的功能。人们做饭讲究色香味形触，其中色与形靠眼观，香靠鼻嗅，味与触是口感。猫和狗吃东西都是先看、后嗅，最后才决定吃不吃。现代人活得刻意，判断吃与不吃只想着科学分析里面含有什么营养元素，却忘记或丧失了天赋本能，吃的东西往往也是有形无气、有色无味。比如未成熟的水果、反季节的蔬菜、冰凉的冷饮和快速解冻的食材，这些食物根本没有馥郁的香气。人只有闻到香气才能刺激鼻腔、内通督脉，进而发出指令让体内的消化器官和腺体分泌消化液，从而馋涎欲滴、食指大动。如果食物本身没有香气，或吃客本身鼻腔堵塞、嗅觉失灵，那么就是纯阴无阳，吃进东西就像在强暴自己的胃，绝对不好消化。

按中医理论，口禾髎隶属手阳明大肠经，位于口鼻之间，大肠经起于食指末端，其经脉沿手臂上颈项、上面颊，入下齿龈，回出环绕口唇，交人中，抵鼻旁迎香穴。故此穴不仅善通鼻窍，能治疗各种鼻部疾患，还可疏面齿风邪，治疗面口疾患；不仅能解除鼻疮、息肉、鼻塞、鼻流清涕、牙关紧闭、口㖞等症状，还可治疗鼻炎、鼻衄、嗅觉减退、鼻息肉、面神经麻痹、面肌痉挛、腮腺炎等病症。

因此，口禾髎能影响人的口鼻对食物气味的感觉。厨师在外和鼎调羹、烹饪美食，医师于人调和口鼻、帮助消化，其关键都非此穴莫属。

11

Kou Chun

口唇

口唇其实就是口腔黏膜的外延和外展，因此口唇的病变往往预示或代表了口腔内部和胃食道黏膜的变化。临床比较常见的有口角糜烂和口唇干裂、瘙痒、脱皮（唇炎）等症状。

人为什么要长口唇呢？总不是为了有个地方抹口红吧！

禽鸟就没有口唇，只有坚硬的喙。鸟嘴长成这样主要是为了进食方便，可以叼、啄、钳、咬。反观哺乳动物就都有口唇，这首先是为了吃奶方便，有柔软的口唇环绕才能噘住乳头，吸食起来才不会走风漏气，有力又有利。

口唇的功能其次就是发声，《黄帝内经》的《灵枢·忧恚无言》篇中说："会厌者，音声之户也，口唇者，音声之扇也。舌者，音声之机也。悬雍垂者，音声之关也。"咽喉舌唇的配合使得哺乳动物的发音更加丰富多彩，禽鸟只用喉舌，声音虽然也高亢、婉转、动听，但比起哺乳动物来还是差了一些。

鉴于口唇对发音的重要影响，就诞生了一门新的学问叫作唇语识别，也称唇读、读唇术，指靠看别人说话时嘴唇的动作来解读别人说的话。一些有听力障碍的人会使用这种技巧来与他人交流。这种唇语识别的技能能够为语音识别提供辅助的视觉信息。在国外，有些海事人员会专门训练唇语识别的技能来判断别的船上或是岸上的人所说的话。对于情报人员来说，唇语识别也是一种窃取资料和情报的技能。视觉信息可以帮人们更好地识别听到的语言，特别是在某些噪声环境下，沟通效率能提升好几倍。人脑可以借助视觉，从说话人的面部以及嘴唇的移动中获得一定的视觉信息，而这样的视觉信息可以帮我们更好地识别说话的内容。

正常人只有两片嘴唇，有些食草动物有三瓣嘴唇，比如兔子、袋鼠、羊驼和骆驼，据称，这是为了进食、咀嚼草木枝干方便。但是有的新生儿生来就有三瓣嘴唇，医学上称之为唇裂与腭裂，常被合称为唇腭裂。裂口可能发生于嘴唇或下颚的单侧、双侧或是中间。轻度的唇腭裂只有一道裂缝，中度的唇腭裂会有两道裂缝，重度的唇腭裂常会从上腭裂到鼻腔，甚至裂到耳朵都有可能。唇腭裂可能会给患者带来进食问题、口语表达问题、听力问题以及耳道感染。唇裂与腭裂可通过外科手术修复。唇裂手术通常会在患者出生后的前几个月进行，而腭裂手术则应在患者出生18个月内，同时还须配合言语治疗及牙齿保健。

口唇的第三个功能在于代表五官之一的口腔，是医生望诊的重要观察指标。普通人也知道"察颜观色"，描述人形象的词语有齿白唇红、樱桃小口等。口唇其实就是口腔黏膜的外延和外展，因此口唇的病变往往预示或代表了口腔内部和胃食道黏膜的变化。临床比较常见的有口角糜烂和口唇干裂、瘙痒、脱皮（唇炎）等症状。

口角炎俗称"烂嘴角"，表现为口角潮红、疱疹、皲裂、糜烂、结痂、脱屑等。患者张口易出血，吃饭、说话均受影响。口角炎的外界诱发因素是干冷的气候，这会使口唇、口角周围的皮肤黏膜干裂，周围的病菌乘虚而入造成感染；但主要的还在于内因，由于人的口唇缺乏滋润、营养、保护，给外界细菌（链球菌或葡萄球菌）甚至真菌的滋生创造了条件。另外，若从膳食中摄取的维生素减少，造成体内 B 族维生素缺乏，还会导致维生素 B 缺乏性口角炎的发生。唇炎的类型很多，根据病程分类有急性和慢性，根据症状可以分为糜烂性、湿疹性、脱屑性。很多唇炎病因不明，与人的情绪、饮食、季节、光照、免疫力有关。中医对口唇有独特的理论认识，按藏象理论，口唇五行归属土，是脾胃的外华。口唇的病患是标，调理脾胃，也就是调理内在的消化和吸收功能才是治本之法。

烂嘴角的治疗要强调饮食宜忌。中医认为，湿热毒是导致口腔、口唇糜烂的重要原因，所以患者要少吃或不吃水果、牛奶等湿气重的食物，多喝茶水，多吃锅巴等苦味食物。最简单的方法就是用热的蒸馏水清洗嘴角。大家可能都记得小时候用暖水瓶的瓶塞儿烫嘴角的经历。

唇炎的治疗主要依靠药物内服和外洗。内服的药物以达到焦苦燥湿、芳香化湿和淡渗利湿为目的。"流水不腐，户枢不蠹"，内在体液改善了，细菌和病毒就失去了生息繁衍的条件，口唇也就随之变得干净、卫生了。

口唇的第四个功能确实和口红有关，那就是展示性感。中医的经脉理论认为，人的任脉主管妊娠和生殖，这条经脉起于小腹，出于会阴，沿人体胸腹正中线过肚脐，上行环绕口唇，之后入眼、入脑。

因此适龄、健康、有生育能力的人，无论男女，其口唇都是温暖、饱满、厚实、湿润、鲜红、靓丽的。反之，如果一个人的口唇冰凉、干瘪、无血色，或青紫发黑，那除了说明其脾胃功能差以外，还说明其生殖功能也有问题。

抹口红其实是一种伪装行为，假装生育能力强，假扮性感，借以吸引人的注意。当你吻上一张冰冷的唇时，更要小心。热脸贴个冷屁股，要想想你是否有足够的热量把他暖过来。

12

牙齿

牙和齿是有区别的。汉字是象形文字，牙象征前面的门牙和犬牙，而齿就代表臼齿。牙的作用是切碎、撕裂食物，而齿的作用是研磨。牙齿合起来完成了咀嚼功能，是消化食物的第一步。

Ya Chi

　　牙和齿是有区别的。汉字是象形文字，牙象征前面的门牙和犬牙，而齿就代表臼齿。牙的作用是切碎、撕裂食物，而齿的作用是研磨。牙齿合起来完成了咀嚼功能，是消化食物的第一步。

　　考古发掘时判断一个恐龙是肉食恐龙还是草食恐龙

的方法很简单，就是查看恐龙牙齿的化石，草食恐龙多齿，齿小而偏平；肉食恐龙多牙，牙尖而锐利。很多人纠结于自己应该吃素还是吃肉，或者搞不清每天肉食和素食的结构比例，其实观察一下自己牙和齿的数目比例就知道了。主要要观察的就是两个门牙旁边的犬牙，尖锐、坚硬、偏长的就尽管放心吃肉；短小偏平，甚至没有更换成恒牙而过早脱落的就要少吃肉。

牙的发育比齿早，婴儿在出生后半年左右，咿呀学语的时候最先萌发的就是门牙，然后依次长出其他的乳牙。乳牙一共有 20 颗，每一侧两颗门牙，一颗犬牙和两颗臼齿。乳牙一般在孩子两岁半左右长齐。从这个发育现象来看，我们一般建议孩子长牙后逐步添加辅食，而在乳牙长齐以后断奶。从牙和齿的数目比例上看，孩子的饮食结构中，肉食应多于谷物和蔬菜。很多家长看到孩子光吃肉、不吃菜就担忧，其实这是天生的，是正常的。

事实上，孩子在半岁以后，母亲的乳汁分泌量会逐渐减少，宝宝的食量也开始增加，这时光喝母乳已经不足以应付宝宝一天的营养了。6~12 个月大的宝宝正是发展咀嚼与吞咽能力的关键期，对于婴儿来说，咀嚼与吞咽能力是需要学习的，如果没有练习，等到一岁以后，他们就会拒绝尝试。即使孩子肯吃，有时也会马上吐掉，造成喂食上的困难。

现在临床上出现的问题是，很多孩子的个别或全部乳牙都烂掉了，去看牙医，牙医只能建议等大了换恒牙，而根本不关心这是不是父母的喂养方式和孩子的饮食习惯出了问题，这其实是一种富裕家庭的营养不良病。据我的临床经验和观察，幼儿乳牙糜烂主要有两个原因：一是碳酸饮料和含糖饮料喝得太多，二是消化不良和胃酸反流。

现代社会出现了一批从小不喝水、只喝饮料的孩子，这是由家长的无知、娇惯、纵容造成的。由于碳酸饮料的腐蚀和饮料中糖分过多，孩子的乳牙逐渐变得松脆酥裂，最后满口的乳牙都齐根儿断掉，豁牙漏嘴，留下一个个牙齿残根儿。由于没有牙齿，孩子无法仔细咀嚼、切碎、研磨食物，粗糙的食物直接入胃，加重了胃的负担，导致食物在胃里停留时间过长，胃压增大，胃酸反流到口腔，进一步加重对牙齿的腐蚀。

还有一种情况就是，孩子本身消化不良，或有食积。这种孩子睡觉时容易折腾，在床上翻滚着打把式，有的则喜欢趴着睡觉，手心、脚心发烧，喜欢把手伸到比较凉的枕头底下。这种孩子也容易有口气，嘴唇也红红的，经常会出现嗓子疼和扁桃体肿大的症状，脾气也不好，容易烦躁、没有耐心、多动。这些孩子还会经常出现牙龈肿痛和龋齿问题，最终导致个别乳牙过早脱落。

另外，一些患有自闭症或有智力障碍的孩子，吞咽功能本身就有问题，容易在晚上熟睡的时候出现胃酸反流，对牙齿造成伤害。

女孩子到了虚岁 7 岁的时候开始换牙，乳牙脱落长出恒牙。男孩子晚一年，虚岁 8 岁的时候开始换。这时候的孩子缺牙漏齿，狗窦大开，一副天真烂漫的样子。儿童发育正常的话，换牙的工作最迟应该在十二三岁前完成，这时候长出的恒牙一共有 28 颗，比乳牙多出了 4 颗臼齿。臼齿的增多，说明人在进入少年期以后，饮食中的肉类和谷物比例应该颠倒过来，谷物应多于肉类。

现在临床上出现的问题是，孩子的乳牙到时候了不脱落，或者脱落以后不长新牙。有的人甚至会终生不换恒牙，带着乳牙长到中年。出现了这种情况，家长都是带着孩子看牙医，牙医的建议很简单，去照 X 光，看看有没有牙胚，有的话就等着，没有的话就死了心，只能终生戴假牙。你也不能责怪医生，因为他们的理论就是这么简单粗暴。其实呢，有牙胚也未必会长出牙，就像你撒个种子到地里，气温、水、肥等因素不够，它也不会长。而没有牙胚，就不能长出牙胚吗？牙胚的种子应该是基因，只要没有基因缺陷，长不出牙胚就应该是周围环境的问题，那为什么不去改善饮食习惯呢？

　　事实上，孩子不换牙和乳牙糜烂的原因及道理是一样的，都是营养过剩。中医理论认为，人是天然被设计、制造出的一个动态平衡系统，一个系统过度亢盛会削弱另外一个系统的功能。所谓相生相克，此消彼长。中医认为，齿为骨之余，肾主骨生髓。而脾胃属土，如果饮食过度、营养过剩就会导致脾胃实热，克伐肾水，肾精不足，也就无力支撑牙齿的生长发育。

　　碰到这种情况的父母应及时带孩子去看中医，调整饮食习惯，禁食含糖量高的食物，忌口饮料、牛奶、水果，先服用帮助消化的中药，再吃补肾壮骨的中药，这样就能及时帮助孩子长出新牙。

　　到了 30 岁左右，甚至更晚，有的人会长出智齿，中医称之为真牙。这样，人的牙齿总数就为 32 颗，臼齿的数目远远大于门齿和犬齿，说明人到中年更应该少吃肉，多吃五谷。当然，也有很多人不长智齿，终生保持 28 颗牙的数目。

扫描二维码，
了解智齿需不需要拔除。

13

长在上嘴唇的胡须叫作"髭",长在下巴上的胡须叫作"须"。髭须茂密，包围了口唇，称"髯"。触碰胡须就意味着侵犯、冒犯。自古以来，揭龙鳞、捋虎须都是大逆不道、极其危险的事儿。

髭、须、髯

Zi, Xu, Ran

　　界定一个民族是否拥有独特的文明时，一般要考虑几个因素：宗教信仰、语言文字、天文历法、传统医药和衣冠服饰。几千年来，城头变幻大王旗，争来斗去，看得见的是国土沦陷、人口锐减，无形中发生的是被迫放弃或主动遗弃自身文明。近年来，随着经济的高速发展，中国人开始恢复自信，回归传统。有人开始在正式场合中穿中式、对襟立领的唐装或者长衫，女士则穿旗袍。但这种着装方式被诟病不是汉人正宗，而是满族服饰，于是复古、前卫的人士就开始穿汉服。恢复华夏衣冠服饰，趋势是值得肯定的，但系统上还要协调、匹配，细节上还需要探讨、完善。

比如说，民国人穿长衫、戴眼镜，留下了很多影像，所以大家看着不别扭，容易接受。而穿汉服的古人是没有眼镜可戴的，所以现代人穿汉服时戴眼镜就显得不大协调。再者，古人都是蓄发留首、披巾戴冠的，所以现在留着光头、平头、分头、背头的人再穿汉服就显得滑稽。最重要的是，古代男子蓄须，所以现代人胡子刮得干干净净时穿汉服，就会让人觉得像阉人宦官。

男女都有眉毛，区别在于有无胡须，所以称女人为"美眉"，称男人为"须眉"。古人把长在上嘴唇的胡须叫作"髭"，把长在下巴上的胡须叫作"须"。髭须茂密，包围了口唇，称"髯"，当然，髯可以扩大到连鬓胡子。现在京剧中的须生都要戴"髯口"，再配上古代服饰，就很适配、协调。

须（須），象形字，从"頁"（代表头颅），应该是有胡须的人的侧面像。"溜须拍马"就跟胡须有关：据《宋史》记载，真宗时，寇准曾做主考官，录取了一名进士叫丁谓。等寇准做到宰相时，这位门生一路升迁做到了他的副手，任参政知事，原因在于他很会迎合上意。某日吃饭时，寇准的胡须沾了汤水，丁谓为之揩拂，即溜其须，寇准笑曰："参政，国之大臣，乃为长官拂须邪？"说得丁谓既羞又恼，从此对寇准怀恨在心，以至于后来有了构陷长官的故事。

我相信寇准是对丁谓的为人有看法的，身为师长，如果不是被惹恼了，寇准也不会当众奚落他。丁谓应该是自取其辱：你凭什么碰别人的胡须？大家都知道猫的胡须是用来探测周围环境的，换句话说，胡子以内就是自己可以掌控的势力范围。人也一样，自我保护的范围是容不得别人插手的。梳理、揉捻甚至掐断胡须，那都是自己的事，"吟安一个字，捻断数茎须"便有此意。无论是善意还是恶意，即便是顺着溜拂，触碰胡须也意味着侵犯、冒犯。所以自古以来，揭龙鳞、捋虎须都是大逆不道、极其危险的事儿。

人类只有男人长胡须，而人长胡须显然不是为了探路，因为人的胡须都是下垂的。也许远古的时候探险、争斗有这个需要，史上著名的莽撞人樊哙、张飞、李逵的胡须都是张扬、支棱着的。京剧中张飞戴的髯口叫"喳"，净行有一个动作表现生气，就叫"撕喳"，吹胡子瞪眼伴随着"哇呀呀"的暴叫。北京土话里的"髭毛儿""炸刺儿"都是用来形容愣头青嚣张狂放、惹是生非的样子。

髭须是男人的第二性征，开始长胡须是性成熟的标志之一，所谓"嘴上没毛，办事不牢"。一般汉族男生在虚岁 16 岁左右开始变声、长喉结，上唇出现绒毛（髭）。中医认为，髭须是靠精血的滋养生长的，与生殖功能密切相关。奇经八脉中的冲脉主管胡须的生长，它起于丹田，出于会阴，过外肾睾丸。对于女子来说，冲脉联系的是卵巢：冲脉沿着人体正中线任脉的两边上行，散于胸中，促进乳房发育。女子性成熟后每月有经血流出，冲脉精血不能上济，所以女子不长胡须。对于男子来说，冲脉气血继续往上走，环绕口唇促进髭须生长。

如果女子出现瘀血闭经，且不是在怀孕、哺乳期，就容易长胡子。被诊断为多囊卵巢综合征的女人，往往苦于长出浓密的毛发甚至胡须。中医治疗往往从恢复排卵、恢复月经入手，间接治好女人长出胡子的毛病。生殖功能强、精血充足的男人，胸毛、腹毛、髭须一般比较浓密。古代宦官被阉割去势，冲脉被切断，所以不会长胡须，声音也会发生变化。《黄帝内经》里提过一种天生不长胡须的人，叫作天宦。这种人生殖繁育功能正常，男生女相，大多心机深重、隐忍不发。

14

咽喉

Yan Hou

从小妈妈就教育我们，吃饭时不许说话、打闹，说话前先把嘴里的东西咽干净了再说。这么苦口婆心地说教，目的只有一个，就是怕咽喉紊乱不分，会厌软骨遮盖气管不及或打开过早，把食物或水浆呛到气管里。老话说的"食不言，寝不语"，道理就在这里。

　　细分的话，咽和喉是两个概念，咽通食道，喉通气管。《黄帝内经》的《素问·太阴阳明论》篇中说："喉主天气，咽主地气。"咽与喉相连而有别。咽在后，下连食道，直贯胃腑，为胃之系；喉在前，下通气道，连于肺脏，属肺之系。《灵枢·忧恚无言》篇中说："咽者，水谷之道也。喉咙者，气之所以上下者也。"

如果咽喉并称的话，应该是指会厌以上、舌根以下的这块地方，俗称嗓子眼儿，古称嗌（yì）。确切地说，嗓子向下一分为二成为咽和喉，这个分界点是会厌软骨。清代医家王清任精通尸体解剖，他在撰写《医林改错》一书时明确指出："会厌，即舌后之白片，乃遮盖左右气门、喉门之物也。"会厌位于舌骨体后方，上宽下窄，状如花瓣，呼吸时会厌上启，吞咽或呕吐时会厌下盖，以使水谷与气体各循其道，不致有误。

　　从小妈妈就教育我们，吃饭时不许说话、打闹，说话前先把嘴里的东西咽干净了再说。从外面疯玩回来气喘吁吁的时候不许马上吃饭、喝水，要等气儿喘匀了再吃、再喝。这么苦口婆心地说教，目的只有一个，就是怕咽喉紊乱不分，会厌软骨遮盖气管不及或打开过早，把食物或水浆呛到气管里，或者把吸入的空气吞到食道和胃里，造成腹痛胀气。老话说的"食不言，寝不语"，道理就在这里。

　　中国古代即常常将咽与喉并称，喻指交通要道或要命的地方。《战国策·秦策四》中有："韩，天下之咽喉。"《史记·滑稽列传》载："洛阳有武库、敖仓，当关口，天下咽喉。"南宋陈亮所著《酌古论·先主》中有："夷陵者，荆州之咽喉也。"

咽喉的实际含义偏向喉。人可以几天或十几天不吃饭、不喝水，但不呼吸是分分钟要命的事。所以，扼住命运的咽喉多是指喉咙，杀人割喉也是指割断位置靠前的气管。《后汉书·霍谞传》载："譬犹疗饥于附子，止渴于鸩毒，未入肠胃，已绝咽喉，岂可为哉！"

咽喉是外界通里的门户，咽通六腑，喉通五脏。人类构建"门卫""保安"的力量非常强大，在咽喉处有一圈免疫卫士构建的咽淋巴环，具体由腭扁桃体、咽扁桃体、咽鼓管扁桃体、舌扁桃体组成。平时生病感受到痛苦时，医生检查嗓子能看到肿大的是腭扁桃体，位于咽前柱（舌腭弓）和咽后柱（咽腭弓）之间，左右各一。

中医称扁桃体为乳蛾、喉核。中医认为，扁桃体出现红肿、疼痛、化脓、高热是人体正气因抵御外邪而产生的热毒，是身体的正常预警，所以治疗上要因势利导、扶正祛邪，用清热解毒、化痰散结的中药，比如金银花、连翘、桔梗、玄参等治疗。对于已经化脓的，古代中医已经有巧妙的切开、引流、排脓的针刀手术。为避免小孩子的恐惧心理，儿科医师还会把粗针藏在毛笔头里面，将毛笔深入患儿口中，迅速刺破脓包，引流脓液。正胜邪退，扁桃体自然会恢复常态。

家里着火，报警器响了，如果谁不去灭火而去关报警器，肯定会被认为是傻。但是对待扁桃体这个报警器，如果反复感染炎症不退的话，有的西医就是一切了事。我们认为，从生理上，这会破坏咽喉的免疫淋巴环，导致病邪以后长驱直入。咽喉若不表现病痛，病痛便会改道深入到内脏层次。另外，切除扁桃体会造成心理上的问题，心包和心神失去了一道保护屏障，患者日后会变得敏感、易激惹，使抑郁的发病可能性增大。所以身体发肤受之父母，不要轻易毁伤、割弃。

扫描二维码，
了解如何预防扁桃体炎。

　　预防咽喉肿痛的方法，其实就是保持自己免疫功能正常运行而已，无外乎老生常谈的不要熬夜、少吃辛辣上火的东西。儿童尤其要少吃鸡肉，尤其是香辣、麻辣的鸡腿和鸡翅。临床上看到的往往都是，头天晚上孩子吃了这些东西，第二天就嗓子疼、发烧。内在的道理是，小儿体质偏热，鸡肉性质也偏热，两者一叠加心火就蹿上来了。我曾经治疗过一例猩红热患儿，孩子刚好出院回家，姥姥心疼孩子消瘦，炖了鸡汤滋补，当晚孩子的高烧就又起来了，舌头芒刺红得跟草莓似的，嗓子都烂了。

　　快速治疗扁桃体肿大、疼痛、发热的方法有，用针刺在少商穴或商阳穴放血，也可以用耳针在耳尖放血。点按膻中穴，揉按直到痛点消失，点按巨阙上脘穴，揉散满实的硬结。

　　咽喉常见病还有梅核气，一般好发于中青年女性。患者自觉嗓子眼儿里面有异物，如同烤焦肉块，吞咽不下去，吐又吐不出来，真是如鲠在喉的感觉，但真正喝水吃饭一点儿也不会受到影响。患者多半怀疑自己得了肿瘤，到医院做喉镜检查却没有异样。这种病在西医称为癔球症，意思是无中生有想象出来的病。中医认为，这是无形的气瘀结阻滞在咽喉所致，与患者的体质、心态和近期受到的不良精神和情绪刺激有关。治疗的方药有半夏厚朴汤、开胸顺气丸。此外，点按期门穴、膻中穴，或用开肋、捋筋、疏肝、理气的手法按摩，都能快速消除症状。

临床上还常见的是慢性咽炎，这也算是职业病，教师、演员、播音主持人好发。这是一种慢性、消耗性疾病，不是正邪交争所致，而是内在阴血不足所致。咽喉为经脉循行之要冲，十二经脉中除手厥阴心包经和足太阳膀胱经外，其余经脉或直接抵达咽喉，或于咽喉旁经过。中医一般用养血、滋阴、润燥的方药，比如麦味地黄丸、养阴清肺汤、清燥救肺汤。此外，通过针刺内脚踝正下方的骨缝照海穴，也能有效缓解咽喉干燥、疼痛的症状。

15

Hou Long

喉咙

喉咙是人体的发声器官，喉像个小匣子装着两条发声的音弦——声带。喉结的上下移动直接影响声带或松或紧的张力。喉结往上抬、往上跑，声带就会减小它的张力；喉结往下降、往下沉，就能拉紧声带，使它的张力增加。

咽主吞咽食物，喉主呼吸、发声。咙与喉同意，指气管的开端，比如水龙头，便有此意。也有把喉咙叫喉头的，比如邓丽君就是因为过敏性哮喘用药不及时导致喉头出现水肿，最终窒息而死。

喉咙主要的构造是喉结，基督教徒称之为"亚当的苹果"，说是亚当在伊甸园偷吃禁果，一块苹果卡在喉头就成了喉结。这种说法影响深远，给人造成只有男人有喉结而女人没有的印象。

其实不然，男女都有喉结，喉结主要由11块软骨构成，连接、固定软骨的是韧带和肌肉，同时也保障喉结的上下移动。最大的一块软骨叫作甲状软骨，胎儿在两个月大时，喉软骨开始发育，出生后的5~6年里，每年都在生长，但到了7岁或青春期，喉软骨基本就停止生长了。

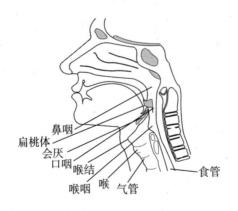

所以，童男童女的甲状软骨都一样，喉结也相同，男女童声区别不大。一到青春期，在雄激素的作用下，

男生的喉结开始变大，在脖子中央出现明显的突起，男童出现变声，声音由尖锐变得低沉。这种变声对有些从小接受京剧、歌唱训练的男生会是很痛苦的转变，绝大多数人会丧失演唱能力，很多人因此前功尽弃而被迫重新择业、转行。

为了继续保持高亢响亮的男童声，中世纪欧洲出现过通过阉割男童，抑制其雄激素分泌，进而阻止喉结发育的残忍做法。现代医学调查发现，青春期有过剧烈、大量运动训练的男生，喉结会发育不良，但未必会影响性腺的发育。而青春期过度手淫导致肾精（雄激素）消耗过多的男生，会同时出现性腺和喉结的发育不良，胡须和阴毛稀疏，声音也会变得尖细。还有一小部分人是因为先天或后天疾病，大量使用激素类或抗凝血类药物导致雄激素分泌功能被抑制，喉结停止发育而保留了高亢的童声。

与男生喉结不发育一样痛苦的是，女生长出较大的喉结，声音也变得低沉粗犷，甚至有的女生还长出了浓密的胡须。这种内在激素水平的紊乱有先天遗传的因素，也有滥用药物带来的副作用。临床上多见于多囊卵巢综合征患者，往往伴有月经紊乱、倒经（定期鼻衄）、月经周期过长，甚至闭经，还有卵泡发育不成熟和排卵周期异常。除了躯体的不适，患者还要忍受心理的痛苦，即因性征不明显伴随社会角色的认同异常，由此带来了诸多不便。

中医对喉结的认识离不开经络和脏腑，喉结是任脉和冲脉循行经过之处。任脉和冲脉都起于丹田，由先天肾精化生。冲脉和任脉气血不足会直接影响喉结发育，气血充盈，下面肾精封固不漏，男生就会长出喉结和胡须；反之，就会出现胡须稀少、喉结不长、声音不变的问题。针对男生的治疗需要先补肾、堵漏洞，再增益、充实肾精。

女生也有冲任二脉，但是为了孕育胞胎。女孩子14岁左右就有月经，乳房也开始发育，首先有下面漏血，其次有冲脉滋养乳房，所以没有多余的气血上冲到喉头颜面，也就不会有喉结和胡须的发育及成长。如果女生到年龄后不来月经，气血上逆倒流，出现男性性征，那么中医治疗的方法就是赶紧在青春期壮阳益肾、补益肝血，还要调理月经，促进卵巢成熟发育。青春期女孩只要正常产卵、排卵，月经规律，气血归顺，上面的喉结就不会再增大，长出的胡须也会消失。

咽喉的入口是一圈环状的淋巴保护系统，包括扁桃体，再往后就是两条声带。喉咙是人体的发声器官，喉像个小匣子装着两条发声的音弦——声带。喉结的上、下移动，直接影响声带或松或紧的张力。喉结往上抬、往上跑，声带就会减小它的张力；喉结往下降、往下沉，就能拉紧声带，使它的张力增加。

发音和发声这件事，除了用解剖学和物理学来解释之外，更多见的是医学无法解释的心理因素，像是暴哑、突然失声、变声，比如哽咽、结巴等。民国时期京剧风行一时，唱京剧的名家都有一套自己养护嗓子的方法和秘诀，比如众人熟知的不吃辛辣、不嗜烟酒、睡前嚼梨片、平时喝胖大海等。但这样也不能保证演员不会在演出当天突然失声。

突发喑哑多因外感风寒或风热，加上内有积食、急火攻心。一般每个京剧名角都有个信得过的中医大夫，这时候救场如救火，医生赶来诊断检查后，一般予以疏风散寒清热的中药散剂或汤剂口服，通利咽喉，内容药物一般是蝉蜕、薄荷、木蝴蝶、白僵蚕等。有时候还需要进行针刺治疗，一般选取手腕上心经的通里穴或脚背上肝经的太冲穴，也有选取脖子上的风池、风府、天容、扶突、天突等穴位的。这是真刀真枪、检验功夫的时候，中医的喉科专家一般都能手到病除，保证京剧名角当晚登台演出亮嗓，给付医家的诊费也不菲，结局是皆大欢喜。

比起急性失声而言，慢性的声音嘶哑更令人痛苦，因为它是登台讲课的老师、歌手和播音主持人的职业病。比较严重的就是声带出现问题，有的长出息肉，有的长出结节，有的长出肿瘤，甚至罹患恶性肿瘤，也就是喉癌。现代医学研究发现，慢性的声音嘶哑确实是烟酒嗓，过量的无节制吸烟和饮酒对声带刺激影响很大。中医看到的是吸烟、喝酒背后的东西，其实是无节制的昼夜颠倒的作息和压抑痛苦的心情。

毕竟言为心声，内心的压抑、纠结，以及捏着嗓子说话和言不由衷的表达是声带出现问题的根本原因。

16

颈项

Jing Xiang

正常人的颈椎有个天然的生理弯曲，而且是向后弯的。这是人类进化的自然结果，至少说明人是经常仰面朝天、仰望星空的。

"鹅鹅鹅，曲项向天歌。白毛浮绿水，红掌拨清波。"骆宾王的这首《咏鹅》可谓家喻户晓，但我发现有人把"曲项向天歌"背成"曲颈向天歌"。到底哪个对呢？其实，知道颈和项的区别，答案便一目了然：脖子前面是颈，后面是项。向后弯脖子是曲项，向前弯脖子是曲颈。"向天歌"是嘴向上、向后弯脖子，当然就是"曲项向天歌"了。

古人活得精致，现代人活得比较粗糙，前后不分，阴阳不分，子午不分。比如说"午"指中午时分，子时指半夜，但现代人居然会把"午"用来指半夜，像"午夜的收音机，轻轻传来一首歌""午夜新闻""午夜剧场"的说法，比比皆是。成语"望其项背"说的是身居人后，只能看到前面的人的后脖颈子和脊背。现代人颈项不分，临床上把肩背和后项肌肉紧张、疼痛、僵硬叫作"颈肩综合征"，这是明显的用字不当。不过大家一起糙，约定俗成，见怪不怪，也就习以为常了。

为什么要区分颈项呢？两者除了位置不同，组织结构、生理功能也不同。脖子上连头颅，下接胸腔、脊柱，中间靠七节颈椎支撑；颈椎中间是脊髓，外边被丰富的血管、神经、淋巴管和肌肉包裹。很多人喜欢啃鸡脖、鸭脖，原因是它们的脖子经常活动，是活肉，比僵死的肉更鲜嫩、更美味。

相比而言，颈比项更重要。颈的正中是人的食管和气管，锁喉、割喉、断喉说的都是颈部；正中两侧就是颈动脉，中医把它叫作人迎。在诊断中要和手腕桡动脉相互比较参照，以判断身体状况。现代医学的急救中，判断是否有生命迹象，常规做法也是探测颈动脉是否有搏动。儿童打闹时常有互相搂脖子过于用力或时间过长，导致对方昏迷的；也时有听说热恋中的情侣拥吻搂抱过紧，导致对方休克窒息的，可见颈部的重要性。"交颈而眠"指两人面对面相拥，不仅敞开胸怀，而且把最致命的部位暴露给对方。"刎颈之交"其实就是交心换命的生死之交。冷兵器时代自杀的方式多是自刎，一般都是反向执刀划向一侧的颈动脉，身体因本能的疼痛，手臂向外撒开，导致切向脖子的力量加大，刀刃切得更深，快速了结。

后项没有颈部那么多重要的组织器官，主要由肌肉组成，肌肉则负责固定骨骼、完成脖子的运动。后项的肌肉不全是直上直下的，也有斜着过来连接前颈后项的。比如胸锁乳突肌，上连耳后，下连胸前锁骨，是控制脖子扭转的重要肌群，也是落枕的主要发病部位。

历史上有个"强项令"的故事：东汉初年，光武帝的姐姐湖阳公主的苍头杀人后藏匿在公主家。当时的洛阳县令董宣等到凶手陪同公主出行时，一举把他拿下诛杀。公主向皇帝告状，皇帝召董宣进宫询问，假意要杀他为公主出气。董宣据理力争，甚至不惜用头撞门柱自杀。皇帝想让董宣给公主叩头赔个不是，派太监强行按他的头，董宣两手据地，始终不肯低头。湖阳公主抱怨："文叔为白衣时，臧亡匿死，吏不敢至门。今为天子，威不能行一令乎？"皇帝笑说："天子不与白衣同。"给自己找了个台阶下，封董宣为"强项令"，赐钱三十万。

正常人的颈椎有个天然的生理弯曲，而且是向后弯的。这是人类进化的自然结果，至少说明人是经常仰面朝天、仰望星空的。自然界中，好像只有猪的脖子是直直的，而猪是从来不看天的。有了这个生理弯曲，人的颈椎像弹簧一样有弹性、可压缩，才能更好地支撑头颅，保持前后左右的旋转活动。软组织附着于颈椎成长发育，肌肉在发力时保持紧绷，松懈时保持柔软，骨正筋柔，气血周流。

可悲的是，现代人经过几十年不懈的努力，试图改变千万年来形成的进化结果。临床上的颈椎病患者越来越多，其普遍特点是颈椎生理弯曲消失，伴有不同颈椎关节的紊乱或错位变形。当然，同时出现的还有后项肌肉的僵硬疼痛，以及对头颅供血和四肢神经传导的不良影响。他们是怎么把自己搞成这样的呢？原因很多：外感风寒造成后项肌肉僵硬；长期低头、伏案工作或娱乐；枕头过于松软；落枕或暴力外伤留下的后遗症。还有最重要的，就是心理、情绪、性格的影响。

扫描二维码，
了解中医如何治疗颈椎病。

17

肩膀

东方人体形偏于溜肩，这一点看看古代的各种塑像、雕像就能发现。所以东方人穿西服就不好看，需要用垫肩。而干活的人，或练健美的人穿西服就显得挺括，这得益于把包裹肩膀的斜方肌练壮实了。

　　肩膀是躯干和上肢的接合部，内在是肩胛骨、锁骨和肱骨互相咬合形成的 6 个关节，关节被韧带和肌腱连接、固定，外面包裹着肌肉血管和神经。猪也有肩膀，只不过被称为前肘子，也叫蹄髈。飞禽的肩膀就是翅膀。猪肘子好吃的原因是，此处经常活动，是活肉，而且除了肉以外，皮、肤、筋和脂肪也分布、搭配得较合理，其皮厚、筋多、胶质重、瘦肉多，肥而不腻，适合大嚼特嚼，大快朵颐。

　　确切地说，肩和膀是两个概念，肩平膀圆。肩由躯干上方的锁骨和肩胛骨的上端搭建，上面覆盖着斜方肌，上连后项，下连脊柱和上背肩胛骨。膀指上肢肱骨和外侧覆盖的三角肌。西式健美锻炼通过手持哑铃耸肩的动作练习斜方肌，中国传统内家拳讲究放松肩膀，沉肩坠肘，达到肩平而顺的目的。

　　在非机械、纯粹依赖自然力的时代，肩膀承担着很多劳作和战斗的功能。首先就是负重，现代人四体不勤，五谷不分，见过扁担的就不多，更不用说肩挑、肩负、手扛干活了。唯一能留下的影像记忆，恐怕就是《西游记》里沙僧"你挑着担"的形象了。我小时候住在山西大同城区的迎泽里，那里都是平房，十几家人共用一个水龙头，每家有个水缸，我是长子，往家里挑水就是我的任务。个子不高的时候拎着一只水桶左右摇摆着走，等个子长高了就用扁担挑水。

我母亲的家乡阳高县上深井村有口靠泉眼渗水的深井，我的二姥爷平时就靠给村里人家挑水补贴家用。井上没有辘轳，需要用扁担铁钩钩着水桶放到井里灌满水，再拉上来。两桶水我也能挑起来，但是走不远，肩膀疼不说，走起来"咣里咣当"，能洒出去半桶水。二姥爷个子不高，但挑起水来走得稳、步子还大。扁担一起一伏和脚步配合也有节奏。挑累的时候，扁担换肩直接完成，都不用撂挑子。

　　肩膀上压过担子的人有个特点，就是肩比较平厚。本来东方人体形偏于溜肩，这一点看看古代的各种塑像、雕像就能发现。所以东方人穿西服就不好看，需要用垫肩。而干活的人，或练健美的人穿西服就显得挺括，这得益于把包裹肩膀的斜方肌练壮实了。看过国外健美先生照片的人就会发现，这些人往往是脑袋脖子一般粗，肩膀上隆起两道肌肉，这就是斜方肌。

　　斜方肌厚实的人负重、承担的能力就强，但是光有斜方肌的话也很难看，就会更显得溜肩，如果把胳膊外侧的三角肌练起来的话，肩膀就显得平整丰厚，一看膀子就有力气，"膀大腰圆"说的就是三角肌隆起的样子。很多练武的人装腔作势耍威风，走路都是晃着膀子的。北京夏天闷热，常有中老年男性脱光了上衣，光着膀子大大咧咧在公共场合乘凉出没，被讥称为"膀爷"。

肩关节是人体运动范围最大而又最灵活的关节，它可做前屈、后伸、内收、外展、内旋、外旋以及环转等运动。但肩关节的这个结构上的特点虽然保证了它的灵活性，但它的牢固性和稳定性都较其他关节稍差，是全身大关节中结构最不稳固的关节。

肩关节中最大、最重要的关节是盂肱关节，由上肢肱骨和躯干肩胛骨咬合而成。肱骨头较大，呈球形，关节盂浅而小，仅包绕肱骨头的1/3，关节囊薄而松弛，因而活动度大。肩关节的上方有肩峰、喙突及连于其间的喙肩韧带，肱骨头很难向上滑脱。肩关节的前部、后部、上部都有肌肉和肌腱，它们与关节囊纤维层接合，增强了肩关节的牢固性。只有关节囊的前下部没有肌肉、肌腱的增强，这是肩关节的一个薄弱区，因此当上肢外展时，在外力作用下或者跌倒时，如上肢外展、外旋后伸着地，肱骨头可冲破关节囊前下方的薄弱区，移出到肩胛骨的前方，造成肩关节前脱位，这就是常见的脱臼。大人扯着小孩子胳膊玩儿的时候极易出现类似情况，在比武、擒拿、格斗的时候也有摘胳膊卸膀子的技巧，可让对方丧失战斗力。

肩关节脱位属于伤筋动骨，关节处会剧烈疼痛，因为关节囊、韧带、关节软骨及肌肉等软组织也有损伤，所以会导致关节的正常活动丧失，关节部位出现畸形。关节周围肿胀，产生血肿，若不及时复位，会出现血肿机化、关节粘连，最终导致关节不同程度丧失功能。

说到肩膀就不能不说肩周炎，此病好发于年龄在 50 岁左右的人群，又被称为"五十肩"，且女性发病率略高于男性。肩周炎早期肩关节会呈阵发性疼痛，常因天气变化及劳累而发作，以后逐渐发展为持续性疼痛，并逐渐加重，昼轻夜重。在肩周炎的中后期，肩关节向各个方向的主动和被动活动均受限；肩部受到牵拉时，可引起剧烈疼痛；肩关节可有广泛性压痛，并向颈部及肘部放射，还可出现不同程度的三角肌的萎缩。因肩周软组织广泛性粘连而使关节活动受限，以外展、外旋、内旋障碍最为明显，比如不能梳头、洗脸、穿脱衣服，患侧手不能摸背等。

西医称肩周炎为 frozen shoulder，直译是冷凝肩或冷冻肩，日本人称之为肩凝症。中医有整体观，从来不认为肩膀疼就只是肩膀的事情。可以粗略地说，肩周炎是由风寒凝滞、气血瘀阻造成的。具体来讲，50 岁这个年龄是女人闭经、男人性功能衰退的阶段。人到中年，以前透支精血，积攒的病邪在身体阳气不足的情况下统一爆发。临床上我们观察到，肩周炎患者不论男女，其小腹往往冰凉而坚硬，按揉或点压小腹时，即可诱发或加重其肩周疼痛，有的患者会感觉肩膀发酸、冒凉气，可见肩周炎的病根还是在生殖系统上。

本着急则治标、缓则治本的原则，中医治疗肩周炎首先通过针刺、艾灸和按摩的方法，松解肩周局部的组织粘连，暂时缓解疼痛。对肩膀剧痛不让触摸的患者，可以针刺肩膀对侧小腿足阳明胃经的条口穴，达到快速止痛的目的。想根治肩周炎，还是要服用补肾壮阳、活血化瘀的药物。小肚子变得温暖、柔软了，肩膀才能不疼，才能变得灵活自如。

18

Ye Wo

腋窝

所有人都知道，想让人发笑就去挠胳肢窝。其实这是有前提条件的。健康的人或心气足的人挠胳肢窝时会发笑，尤其是健康的孩子，浑身都是痒痒肉，稍微触碰到就"咯咯咯"笑个不停。

人体有 5 处大"窝"，分别是腋窝、肘窝、股窝（大腿根）、腘窝和心口窝。这些窝的特点是位于骨骼关节的连接处或接合部。人岁数大、活动少了之后，这些部位气血、津液流通得比较慢，容易形成阻滞，进而窝藏邪气，产生病患。人身上还有一些小窝，比如眼窝和酒窝，这些都不值一提。

腋窝俗称"胳肢窝"，是身和体的接合部之一，连接胸腔和上肢。肩关节由锁骨、肩胛骨、肋骨和上臂的肱骨合围，与肌肉和筋腱共同搭建了这么一个小窝，让软组织血管、神经、淋巴管和皮毛受到庇护，得以窝踞。

腋窝中最重要的是腋动脉，扬起手臂，暴露腋窝，按压腋窝的正中央就能感到动脉的搏动。毫无疑问，腋动脉负责由躯干向上肢输送鲜活的血液，同时也负责回流代谢的废物。如果腋动脉搏动无力、衰弱的话，整个上肢的供血出现问题，就会导致手臂温度下降，手指冰凉甚至皮肤变色，掌指功能出现障碍，手无缚鸡之力，或者精细活动受限。

20世纪80年代出现气功热的时候，社会上有很多气功骗子。有人声称自己可以用意念控制自己的血压，其骗术的奥秘就在于腋窝夹着一个皮球，夹紧胳膊的时候，皮球压迫腋动脉，造成供血障碍，使得中肘窝检测的血压升高；放松胳膊的时候，皮球不再压迫腋动脉，血压回归正常。

从这个例子也可以看出，腋窝软组织如果产生粘连、水肿或长出异物压迫腋动脉，同样会造成高血压。遥想人类的祖先在丛林中闪、展、腾、挪的时候，腋窝是开放舒张的，不可能出现这种问题。现代人四体不勤、双臂下垂、紧张而拘谨，腋窝总是处于憋屈、封闭的状态，气血流通不畅，出现高血压、失眠、抑郁和焦虑也在所难免。

中医站在更高的层次上认识腋窝，把腋动脉的搏动点称为极泉穴。极泉穴是手少阴心经的第一个穴位，按压并弹拨极泉穴时，如果酥麻酸胀的感觉能够传导到手掌小指的末端，那就说明心经是通畅的。反之，如果点按极泉穴时，产生剧痛的感觉，那就说明腋窝已经窝藏了邪气，人的心情和心神被干扰，据此可推断出人的情绪、情感和睡眠都出现了问题。

中医认为，心主神明，心主喜乐。心气足了，人会自然而然地高兴，为人处世都很阳光、正面。心气虚了，就会丧失欲望、兴趣和好奇心，干什么都没心气、没劲。如果邪气乘虚而入，那人就会产生消极厌世、自卑、愧疚和想自杀的情绪。

所有人都知道，想让人发笑就去挠胳肢窝。其实这是有前提条件的。健康的人或心气足的人挠胳肢窝时会发笑，尤其是健康的孩子，浑身都是痒痒肉，稍微触碰到就"咯咯咯"笑个不停。婴儿在 6 个月左右就会因被挠胳肢窝而笑出声来。婴儿的笑反过来又会感染大人，增强亲子之间的关系。心气虚或邪气扰心的人，被人挠胳肢窝时，产生的是痛苦和厌恶的情绪。传说，中世纪欧洲有一种刑罚就是久久地挠人胳肢窝，直到把人折磨死为止。

腋窝本来是对外开放的，因为腋窝有丰富的汗腺。中医认为，汗为心之液，汗血同源。出汗本身就是身体排毒的一种方式。腋下无汗的人，一半是精血枯竭，另一半是心气不通畅。唐代诗人卢仝在描述饮茶的感受时这样说："四碗发轻汗，平生不平事，尽向毛孔散。五碗肌骨清，六碗通仙灵。七碗吃不得也，唯觉两腋习习清风生。"轻度发汗宣散由腠理毛孔出，深度通心的发汗，则由腋下渗出。给我印象最深的是，某年世界杯足球比

赛中，西班牙队的主教练身着蓝色长袖衬衣，在指挥比
赛过程中紧张激动，汗水从两腋下渗出，把衬衣浸湿了
一大片。

　　腋下的汗腺除了能分泌汗液以外还能分泌黏液，气
味骚臭，被称为狐臭。狐臭的成因与人种、遗传有直接
关系，其背后的原因则是长期形成的饮食习惯。一般来
讲，肉食动物的体味偏骚臭，草食动物的体味偏膻，而
水生动物的体味偏腥。西方和北方游牧民族的饮食以肉
食、奶酪为主，基本上都有狐臭，惺惺相惜不以为意，
香水产业比较发达。汉族人的饮食则以素食为主，五谷
为养，有狐臭的人不多。

　　腋窝分泌狐臭是肉食为主的动物排泄多余废物的一
种管道和方式，与生俱来，不应该用人为的方式将管道
切除或封闭。所以我反对用任何手术注射或冷冻的方式
切除腋下汗腺，平时经常清洗，保持洁净，避免混合其
他微生物出现感染，避免产生更为恶臭的异味即可。

　　其实即便是没有狐臭的人，腋下汗液也多少有些体

味，程度强弱也随身体情况而改变。这本来是动物习性的一种残留。强壮男性的体味对异性有强烈的吸引作用。女性腋窝在其生理周期的不同阶段会散发不同气味，并影响男性对她们的感觉。其中，排卵期的气味最"清香"，其"芬芳"最能吸引男性；但月经期间的气味则太"浓烈"，会令男士敬而远之。

　　总而言之，藏着掖着、拘谨活着的现代人，应当扬起手臂去攀缘爬树、吊个单杠、撑个双杠，这样才能开心。至少该学学婴儿的睡觉姿势，睡觉时把手扬起来，舒张腋窝。这样会做个好梦，第二天醒来心情会好一些。

19

肩胛骨

很多女士追求肩胛骨上翘的骨感美，似乎这样穿上晚礼服和露背装才好看。事实上，肩胛骨上翘就失去了保护胸腔、后背的作用，这样的人最容易受风寒侵袭，会经常感冒。

古人把文字符号刻在龟甲和牛的肩胛骨上，后称"甲骨文"。之所以用甲骨，是因为它们质地坚硬、平整、块儿大。的确，在人和其他动物身上很难找出这样平整、大块的骨头，骨盆大而不平，颅骨圆、偏、平但不整。

甲骨文的发现和中医有关。清光绪二十五年（1899

年）秋，国子监祭酒王懿荣得了疟疾，到宣武门外菜市口的西鹤年堂抓药，无意中看到一味叫龙骨的药品上刻画着一些符号。王懿荣以每片二两银子的高价，把药店里刻有符号的龙骨全部买下，后来又通过古董商范维卿等人找到收购龙骨的源头安阳，累计收集了1 500多片。王懿荣仔细研究后认为，它们并非"龙"骨，而是几千年前的龟甲和牛肩胛骨。他从刻画痕迹上逐渐辨识出雨、日、月、山、水等字，后又找出商代几位帝王的名字。

人的两片肩胛骨覆盖在后背，俗称"铲铲骨"，又称琵琶骨。肩胛骨存在的意义，首先是保护胸腔内的脏器（心、肺）；其次是与锁骨、肱骨、肋骨组合成关节，为头、颈、肩和上肢肌肉提供附着点。如果没有肩胛骨，很难想象人的上肢和肩膀能完成各种发力的动作。正常人裸身站立、双臂自然下垂时，从后面应该看不出肩胛骨。对于羸瘦的人，其后背能显示肩胛骨的内缘和下缘，内缘与脊柱平行，相距约3寸；下缘与第7块胸椎棘突下持平。平素站姿、坐姿不当的人，容易造成骨骼畸形，肩胛骨会突出、上翘。

　　现代人时常追求病态美，很多女士追求肩胛骨上翘的骨感美，似乎这样穿上晚礼服和露背装才好看。事实上，肩胛骨上翘就失去了保护胸腔、后背的作用，这样的人最容易受风寒侵袭，会经常感冒。另外，由于肩胛骨的错位，牵扯周围肌肉紧张拘挛，容易造成肩背疼痛。时间久了，耐受麻木，肌肉僵死，连带肩膀、脖颈和头颅出现疼痛，有的会影响到前胸和乳房，造成胸痛或乳房疼痛，形成乳腺增生或结节。

　　过度挺胸会造成肩胛骨上翘。胸骨前凸势必造成后背脊柱凹陷，两侧肩胛骨随之上翘。"挺胸抬头显得精神"已经是深入人心的说教，尤其是对于女性。在广告"做女人挺好"的影响下，她们有意无意都在过度挺胸。更为严重的是，她们还穿上高跟鞋强迫自己撅臀挺胸，时间长了，势必造成骨骼畸形。挺胸是应急状态下人的反应，"挺身而出"说的就是这种情况。在和平年代，危急状况并不多见，不需要总是挺着胸。中国传统内家拳强调的练功和站桩姿势是含胸拔背。你若想体会这个姿势，可以双臂在胸前抱圆，这时候胸前空虚，后背浑圆，两片肩胛骨服服帖帖地覆盖在后背，无丝毫缝隙可钻，虚邪贼风无由可入，附着在肩胛骨上的肌肉得到最大限度的放松，气血流通无碍，筋、脉、肉、皮、骨自然能得到滋养。

内家拳站桩讲究头正而起，肩平而顺，胸藏而闭，背平而正。含的是胸，挺的是腰板儿。这样站，人不仅舒服，而且有气势，出气象。有人个子很高，但不是驼背就是鸡胸，显出猥琐样。平时含胸拔背蓄养气血，战时挺胸出手才有力量。可惜现代人浅薄无知，总把平时当战时，挺胸过度、过久造成肌肉紧张拘挛，牵拉骨骼变形。扭曲变形的人，精气也是散乱的。

中医认为，整个肩胛骨被手太阳小肠经覆盖（见文后附图），小肠又称赤肠，是脏腑中最热乎、最软和的，健康人都有一副热心肠或柔肠。小肠经循行经过的地方，如小指外侧、手臂外侧、肩胛骨、后项、颧骨都是人阳气最足的部位，应当是温柔的。反过来讲，如果小肠受寒冷凝，内在难以化解水谷，外在就会出现小指、外臂、肩胛肌肉疼痛，甚至拘挛。

　　在肩胛骨上 1/3 处，有一道隆起的骨棱，叫作肩胛冈，肌肉附着于此，形成上下两个窝。肩胛骨有两个常见的病理反应点，叫作腧穴，都属于小肠经，一个是在冈上窝中央的秉风，另一个是在冈下正中线约上 1/3 处的天宗。秉风的含义就是将风邪一把抓，天宗是几条肌肉的汇集点。点按、针刺、艾灸这两个腧穴，能够温通小肠经气血，解冻僵死的肌肉，缓解拘急、痉挛，快速解除胸背和肩颈的疼痛。另外，天宗穴与前胸乳头遥遥相对，针刺天宗穴，还能有效治疗乳腺疾病。

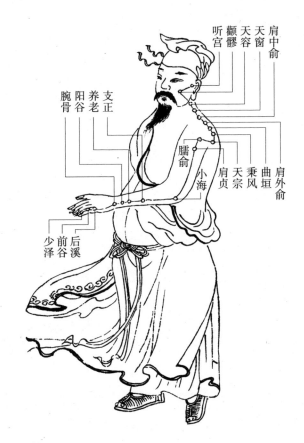

手太阳小肠经图

听宫
颧髎
天容
天窗
肩中俞

腕骨
阳谷
养老
支正

臑俞
小海

肩外俞
曲垣
秉风
天宗
肩贞

少泽
前谷
后溪

20

肱

如果把头颅和躯干比作首脑，那么股肱就是执行指令，指挥和引导小臂、小腿及手脚工作的骨干。所以古人把辅佐君王的重臣良将比作股肱之臣。

　　肱音同"公"。肱在甲骨文中是象形字，演变到小篆，加了"月"字边，右边还是象形的胳膊和手。股骨是躯干的分支，过膝关节，分成胫骨和腓骨，再通过踝关节连接脚掌，最终分成五趾。同样，肱骨也由躯干分出，过肘关节，分成尺骨和桡骨，再通过腕关节连接手掌，最终分成五指。如果把头颅和躯干比作首脑，那么肱股就是执行指令，指挥和引导小臂、小腿及手脚工作的骨干。所以古人把辅佐君王的重臣良将比作股肱之臣。韩愈在《送侯参谋赴河中幕》中有诗句："洸洸司徒公，天子爪与肱。"如果说左膀右臂，那就单指肱骨了。

世人认识"肱"字，与孔子有关，见《论语·述而》："子曰：'饭疏食饮水，曲肱而枕之，乐亦在其中矣。'"饭菜粗糙没关系，没有枕头、被子也没关系，弯起胳膊枕在头下照样睡觉，自得其乐。古人用的枕头偏硬，有石枕、木枕、竹枕、瓷枕等。枕头硬，脖子会放松；枕头软了，颈项肌肉就会僵硬。现代人都学西方用鸭绒软枕头，因此颈椎病发病率高。我入住宾馆，第一件事就是要个荞麦皮枕头，不然休息不好。没有枕头的时候，可以曲肱而卧、仰卧、侧卧均可。道家把它发展为练功的方法，相传陈抟老祖练的就是睡功。

陈抟老祖的希夷睡功是侧卧式，男左侧而卧，屈其左臂，女则反之。以左手心垫于面部下方，张开虎口，左耳安于大拇指和食指开空之处，以使耳窍通炁（qì）；头脊保持正直，舌顶上颚；屈其左腿，贴于床褥之上，右腿伸直，放于左腿之上；以右手心贴放于肚脐之上，而凝神于脐内丹田。人仰卧时可以不用枕头，因为后脑勺和后背是平的。侧卧时必须有枕头，因为头和肩膀之间有距离和空间。曲肱而卧，垫衬了头颅的同时，也在按压心经和心包经，有助于回神、定神、安神，是养生修道的简便法门。

《左传》说："三折肱，知为良医。"一般解释是骨折过三次的人，会对治疗过程和用药比较了解，以至于碰到类似的患者，自己也能上手诊治。其实正确的解释是，医生本人胳膊断过三次的话，肯定是个好医生。无论中医、西医都需要跟师学习，口传心授，传承的一小半是经验，一大半是教训。如此学来才不至于拿人做实验，牺牲生命。同时医生的身体力行也是必不可少的。神农氏尝百草，就有遇到毒草丢了性命的，好在神农氏不是一个人在战斗，前仆后继，才留下了珍贵的资料。明朝医家黄承昊幼年多病，自称"凡方书所载之症，十患四五，本草所载之药，亦十尝四五"。后来他总结自己毕生的医案和经验，写成《折肱漫录》，这是我最爱的医案书。

普通人认识"肱"字，大多数还是看练健美的人展示肌肉。手臂内侧有肱二头肌，外侧有肱三头肌，手臂上举弯曲时，胳膊内侧隆起的"小耗子"就是肱二头肌；手臂向外伸展、掌心下压时，紧张绷紧的是肱三头肌。此外，还有肱桡肌和肱肌。按中医阴阳学说分类，手臂内侧属阴，外侧属阳，肱二头肌是手三阴经循行的部位，肱三头肌位于手臂外侧，与手三阳经相关。手三阴指的是手太阴肺经、手厥阴心包经和手少阴心经。手三阳则指手太阳小肠经、手少阳三焦经和手阳明大肠经。也就是说，肌肉的生长发育与内在的脏腑息息相关。肱二头肌受影响比较深，关系到五脏的肺、心包和心；而肱三头肌受影响比较浅，关系到六腑的大肠、小肠和三焦。

　　都说中医的经络、腧穴神秘，因为气是能量，看不见摸不着。即便如此，气不能脱离物质存在，或者说能量都有物质和结构基础，经络和腧穴大多与血管、肌肉、肌腱和神经相关，死人就没有经络和腧穴。肘窝有两个重要的穴位，即肺经的尺泽穴和心包经的曲泽穴，位于肱二头肌肌腱的两侧，其实就是刺激肱二头肌的肌腱起止点。肘后三焦经的合穴天井穴，就在肱骨下端、尺骨的鹰嘴中,是肱三头肌肌腱的起止点。大肠经的曲池穴在桡侧腕长伸肌的起始部,肱桡肌的桡侧;而心经的少海穴正当肱肌的附着点。内在脏腑病变可以体现在肌肉上,锻炼肌肉会影响脏腑功能。

21

肘窝

Zhou Wo

肘窝这个地方容易和腋窝、腘窝一样窝藏邪气。四体不勤的人上肢缺乏活动，在机械、固定、高强度地做某个动作时，特别容易造成肘窝的气血凝滞。

俗话说的"胳膊肘总往外拐"，指的是肘尖，也就是肘后部、尺骨鹰嘴的尖端向外。按摩师做按摩需要用强力的时候，经常会用肘尖来接触患者的身体，发力点按，这样对患者的刺激力度大、渗透强，且持续时间长，按摩师也不累。擒拿、格斗不讲花拳绣腿，只求一招制敌，所以也经常用肘尖发力击打对方，这一点尤以泰拳最为凶狠。另外，肘尖也是中医针灸时经常使用的经外奇穴，在这里针刺放血或艾灸，能清热解毒、化痰散结，可治疗淋巴结肿痛以及疔疮、痈肿。肘尖皮肤薄，皮下组织浅，神经不丰富，痛感不强烈，即便浅刺也有效果，艾灸也不需要很长时间就能见效。

肘尖的对侧或反面就是肘窝。胳膊分为两截，上半截连接肩膀，只有一根骨头，即肱骨；下半截则有两根骨头：尺骨和桡骨。这两根骨头有很多人分不清，想记住也简单：两手摊开掌心向上，里尺外桡。中医号脉时摸的就是桡动脉搏动处，所以还有一个记法：靠近大拇指一侧的是桡骨，靠近小指一侧的是尺骨。小指一侧掌根和手腕的接合部也有动脉搏动，那就是尺动脉。因为尺动脉比较深，搏动幅度小、力道弱，摸起来费事，所以不常用在中医诊脉上。

肱骨、尺骨和桡骨共同搭起了肘关节的基地，支撑了肌腱、肌肉、血管、神经、皮肤，向内共同围成了肘窝。

普通人对肘窝的印象大多源于去西医医院看病的经历：采血做血液检查通常需要通过肘窝的肘正中静脉来完成。患者撸起袖子，上臂被绑上胶皮管，攥紧拳头，眼睁睁看着护士把粗大的针头扎进肘窝，黑黑的血液被抽到针管里，针头拔出以后，自己用棉签按住出血点，留下长久的隐痛。输液的步骤与此类似，针头扎入患者肘窝后见到黑血回流到针管，护士拧开输液管上的阀门，吊瓶内的液体滴答滴答通过管道进入体内。需要长期输液的人，肘窝里面还会被埋个留置针，需要输液时随时接入，不必反复扎针。

我认识肘窝并不是通过西医，而是通过中医。最早是我小时候生病，发烧、腹痛、上吐、下泻。我姥姥就是一个普通的农村老太太，她说我这是"发霍乱"。她用小碗盛了点儿食用油（好像是胡麻油），然后用个制钱（铜钱）蘸上油，在我的肘窝处从上往下反复刮。说实话，我当时一点儿也不疼，反而有种舒畅的快感，就刮了几下，肘窝就出现了瘀黑、青紫的颗粒和血印儿。姥姥说这是"痧"，是病毒邪气，刮出来就好了。事实上也是，两个肘窝出痧以后，腹痛即刻缓解，人也微微出汗，躺下睡一觉就全好了。从此以后，碰上类似情况，家人都如法炮制解决问题。偶有碰上高烧不退的情况，在肘窝刮痧的基础上，再加上指尖放血，一般都能搞定。

我上大学学了中医以后，知道了经络腧穴，才知道手臂内侧有三条属于内脏的阴经循行：中间是手厥阴心包经（见文后附图），桡侧（大拇指侧）是手太阴肺经，尺侧（小指侧）是手少阴心经。这三条经络里气最足的穴（合穴）都在肘窝，它们分别是肺经的尺泽穴、心包经的曲泽穴和心经的少海穴。

肘窝这个地方容易和腋窝、腘窝一样窝藏邪气。四体不勤的人上肢缺乏活动，在机械、固定、高强度地做某个动作时，特别容易造成肘窝的气血凝滞。起初是局部的病变疼痛，网球肘、高尔夫球肘便是如此，进而影响内脏器官的功能。反过来，心肺、心包的病变也能造成肘窝的气血凝滞。所以，通过针刺、刮痧、艾灸或按摩的方法疏通肘窝气血，就能诊断和治疗内外的疾病。

通过肘窝自我诊疗的方法很简单：首先是自己找压痛点，然后以最舒服无痛的力度揉按；其次是找筋结点，筋结点虽然按上去不疼，但这是隐患，需要按照经络走向上下疏通，必要时需找医生治疗，直到筋结消失。长期抽烟的人一般会在尺泽穴上有结节，中、重度胃病和早期心脏病患者会在曲泽穴上有结节，失眠、抑郁、焦虑的患者则在少海穴上有结节。

找到这三个重要穴位的方法也不难：曲肘用力握拳，这时肘窝中间会绷起一条粗硬的筋腱。大拇指一侧，肘横纹上的点就是尺泽穴；小指一侧，肘横纹上的点就是曲泽穴；曲泽穴外侧，肘横纹的尽头就是少海穴。

扫描二维码，
了解中医如何调理网球肘。

手厥阴心包经图

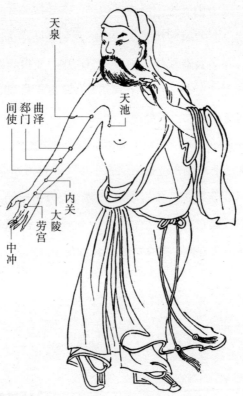

天泉

天池

间使
郄门
曲泽

内关
大陵
劳宫
中冲

22

胸膛

儿童在发育期间喂养得当、营养充足的话，胸腔容积就大，肋条就宽，肋间隙就窄。否则孩子就会显得单薄、不厚实，显出一副病恹恹的芦柴棒样。

　　精气神是中医的基本概念。"精"泛指有形的物质，是构成血肉之躯的基础，其中最宝贵的是藏在骨子里的精髓，包括被头颅包裹的脑髓，被颈椎、胸椎、尾椎包裹的脊髓，被骨头包裹的骨髓，还有牙髓（中医认为牙为骨之余）。其次就是被骨头半包裹起来的五脏：肝、心、脾、肺、肾。"所谓五脏者，藏精气而不泻也。"所谓骨头半包裹的部位就是指胸腔。胸腔后面是 12 节胸椎，胸椎各长出一对肋骨，其中 10 对与前面正中胸骨联合固定（最后两对肋骨较短，前端不固定，游离在腹腔）。腹内有横膈膜（膈肌），上下分隔出胸腹，合围成一个腔体。

人头颅的大小与脑容量成正比，脑髓量多，藏精就多，先天底子就会好、本钱就足。现代人偏听偏信，在婴儿囟门没有闭合以前就给孩子大量补钙，结果导致囟门提前闭合，脑髓容量偏低，"制造"出许多小头、锥子脸的孩子。胸腔也一样，儿童在发育期间喂养得当、营养充足的话，胸腔容积就大，肋条就宽，肋间隙就窄。否则孩子就会显得单薄、不厚实，显出一副病恹恹的芦柴棒样。

常见的胸腔畸形有两种：一是鸡胸，二是漏斗胸。鸡胸和漏斗胸都与先天的遗传和变异有关，胸腔不正的同时肯定伴有五脏的病态畸形，即便做了胸腔骨骼的整形，内科疾病的治疗也不容忽视。影响胸腔容积的另一个重要因素就是胸腔底部胸骨柄下两条肋骨的夹角，简称胸廓。有的人胸廓很宽、很平，接近 180 度；有的人胸廓很窄，几乎容不下一根手指。普通人的胸廓夹角一般在 30 度到 60 度。中医认为身心不二，性格、情绪的物质基础都是肉身，胸廓宽的人大多性情豁达开朗，善于交际，精力充沛；胸廓极窄的人细腻、敏感、多疑，容易受伤害，但是有艺术天赋。胸廓的宽窄主要来自先天遗传，后天难以改变，最好是知天达命，顺应身体来选择适合自己的职业和兴趣爱好。当然，在儿童和少年时期，让男孩子多做俯卧撑和双杠的支撑动作，有利于扩展胸廓，提高胸腔的容量。

另外，人的胸骨柄下长着一截软骨，现代医学称之为剑突，而中医称之为蔽骨，蔽是遮蔽、隐蔽、保护之意。中医认为蔽骨能保护心神，因为蔽骨下就是心的募穴"巨阙"，阙是门户、门洞之意，蔽骨如同影壁，可以阻挡煞气、邪气，保护心神不受干扰。不是人人都有蔽骨，心理素质差、敏感易受伤害的人往往没长蔽骨。反过来说也成立，就是没长蔽骨的人往往容易受干扰、伤害。没有蔽骨的人，我一般建议其在胸前佩玉，护养心神。经过几十年的临床观察，我发现很多本来没长蔽骨的人，经过调养纷纷长出了蔽骨，同时心理素质也会变得强大，哪怕他们已经人到中年了。

胸膛的正中，两乳头中间，约第 4 肋和第 5 肋间的地方有一个重要的穴位——膻中，它是心包的募穴。所谓"人活一口气"，膻中就是这口气的汇聚之处。中医和西医都认为，胸骨下是心脏搏出血液的主动脉弓，是人体"发动机"的出口。人有血有肉、有情有义，这种情绪和情感发自内心，浅层次的情感发源于心包，高级的情感发源于心、来自灵魂深处。人生在世，不如意者十之八九，喜、怒、忧、思、悲、恐、惊七种情绪过于亢进或过于压抑，最终往往蓄积在膻中。

人一旦负面能量积蓄过久，即便没有产生器质性的病理问题，也会出现许多让人难以忍受的症状，比如胸闷、胸痛、心悸、惊恐、焦虑、自汗、盗汗、哮喘、濒死感等。但到急诊室检查，心电图却显示正常，患者往往会感觉被糊弄、被误诊，有的还情绪激动到打砸医院。如果意识到这是非物质的能量积累，就能解决问题：想想大猩猩极端愤怒下的招牌动作，双手捶打膻中穴，就能释放蓄积的邪气。"捶胸顿足"就是这么来的，"顿足"的目的是鼓舞肾气，配合大呼小叫就更利于舒畅心情。

遇到亲人时，人会本能地张开双臂、敞开胸膛拥抱对方；遇到陌生人或讨厌的人时，也会本能地交叉双臂封住胸口。前几年某些怪人在世界各地发起所谓"抱抱"活动，让陌生人互相拥抱，试图建立友好世界。我认为这比让人脱光了裸奔还不靠谱，脱衣服裸露的是肉身，张开怀抱，不设防的却是内心。见人且说三分话，不可全抛一片心，凭什么让我对你不设防？

23

Ru Fang

乳房

仅仅从物质层面理解乳房疾病是远远不够的，关注精神和心理健康才是预防和治疗乳腺癌的正确方向，否则粉红丝带活动充其量就是个半裸肉体秀。

"乳"的本意并不是指奶汁或喂奶，而是专指人或鸟生子（兽类生子叫产）。从其字形就能体会字意：左上角代表玄鸟，左下是子，右边流动曲线会意哺育。说到哺乳，现代人粗糙的理解就是喂奶，但这只是"乳"之意，而"哺"的意思完全被忽略了。"哺"指嘴对嘴喂食。嗷嗷待哺，就是小鸟在巢中张开小嘴等着老鸟来喂虫子。

周公吐哺，是说周公勤于政务，一顿饭的工夫，三次把吃到嘴里的食物吐出来，好去接待客人。

以前还能看到老人把食物放到嘴里嚼嚼，然后吐出来抹到婴孩的嘴里，现代人要这么做，会被斥为不卫生、不科学。哺乳动物少了"哺"，貌似进化了，其实是丧失了天赋本能，使得少儿的健康状况堪忧，体质越来越差。别说这个，现在用母乳喂养孩子的也越来越少，喝奶粉的孩子则越来越多，加上奶粉质量堪忧，我们都不配叫"哺乳动物"了。

男女皆有乳房，男人和女人一样会得乳腺增生、乳腺癌。由于滥用激素和抗生素，很多男孩子出现了阴茎不发育、乳房发育的情况，所谓"不长鸡鸡长咪咪"。植物仍有雌雄同体、无性繁殖的现象，动物则由卵生、胎生逐步进化，但低等动物中仍然存在雌雄同体或雌雄互相转变的情况。乳房是哺乳动物的特征，人类属于高级灵长类哺乳动物，身体难免存在进化的痕迹。就卵生而言，究竟是先有鸡还是先有蛋？我认为是先有蛋，因为有恐龙蛋的时候，还没有鸡。就胎生而言，是男人进化成女人还是女人演变成男人？我还是同意亚当抽取肋骨变成夏娃的观点。

乳房并不只是为了喂奶而存在，否则很难解释男人为什么也长乳房。乳房，特别是乳头，首先是性器官，是性敏感点、兴奋点，能带来极乐的体验。两个乳头的正中是膻中穴，"膻中者，臣使之官，喜乐出焉"，性情萌动的时候，前期会有脸红心跳、心头撞鹿的感觉；中期则出现乳头微痒挠心、乳房鼓胀、乳头变硬勃起的状态。前戏的时候抚、触、揉、按、吸吮乳房和乳头，能有效刺激男性情欲，促进性腺激素分泌、阴茎勃起，保证性爱质量。"宁舍娇儿不舍郎"说的就是人性在乳房上对性爱和哺乳这两个功能的取舍。

反过来讲，乳房也是恶劣情绪和情感的集结中心。长期或强烈的情绪、情感伤害都会在乳房留下能量和物质的淤积，最终导致肿瘤和癌变。中医理论认为，人有五脏六腑，对于负责情绪变化的心包来说，喜、怒、忧、思、悲、恐、惊七种情绪过度激烈的变化会伤心，进而影响全身气血的运行，正所谓"怒则气上，喜则气缓，悲则气消，恐则气下，惊则气乱，忧则气沉，思则气结"。心包经的募穴即情绪的发源地总开关，也就是膻中穴。心包经经过乳头，在乳头上方一寸 [①] 浮出体表的就是天池穴，是乳腺癌的高发部位。中医认为，乳腺癌是情欲不遂、忧愁暗恨郁结所致。

乳头正上方的穴位叫"膺窗"，知道成语"义愤填膺"，就不难理解这里为什么是乳腺增生的多发部位。很多女性在月经前，乳腺上方会鼓胀疼痛，脾气变得暴躁易怒，有的还会莫名哭泣。直到月经来了，排出血块，疼痛才会消失，情绪才会好转。这些人平素性情温和、隐忍，甚至是委曲求全、忍气吞声，非得借助经前肝胆气血旺盛时才能发作一下。

乳腺下方是肝经的最后一个穴——期门穴。肝经的气本来上冲到此潜行入里，不影响乳房。但是平素脾气暴躁、肝火旺的人，肝气会在此横逆或上冲，容易出现

---

① 在寻找穴位时，中医有"同身尺寸"之说，因此确定穴位时必须用自己的手指。一寸即大拇指第一关节的横度，后文同。——编者注

胁肋胀痛、乳房下缘憋胀、嘴苦、嗓子发干的症状。有的人会自觉叉腰，或在乳房下胁肋部顶个东西才觉得舒服。乳房的内侧缘胸骨和肋的间隙有神封、灵墟和神藏三个重要穴位，和人的精神、灵魂直接相关。情绪的变化和受创，最终会影响人的情感和精神，这也是中医认为的由伤害心包到伤害心神的过程。乳腺癌病灶若由乳腺外上象限转移到腋下淋巴结，中医则认为这是由心包经的天池穴转移到了心经的极泉穴。

从组织解剖学来看，乳房不过是由脂肪、淋巴管和血管等物质构成的；而从中医的角度看，物质背后有能量（气）的推动，气的背后有精神指引方向。仅仅从物质层面理解乳房疾病是远远不够的，关注精神和心理健康才是预防和治疗乳腺癌的正确方向，否则粉红丝带活动充其量就是个半裸肉体秀。

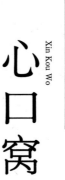

24

《水浒传》中西门庆一脚踢中武大郎的心口窝，武大郎立刻"口里吐血，面皮腊查也似黄了"。窃以为，就凭这一记窝心脚，日后不用潘金莲下毒，武大郎也活不了几天。

前胸正中是胸骨，胸骨柄的末端长有软骨，西方人叫剑突，中国人称为蔽骨。蔽骨和肋骨合围而成的这个地方，就是心口窝。剑突下面是肝脏的左叶，肝脏位于右胁，被肋骨保护着，但甩了个尾巴在心口窝。针刺时如果刺到肝脏，除了会产生剧痛，还能让人产生濒死的恐惧感，导致打寒战、出冷汗。从古至今，这里都是禁针的地方。除非经过特殊训练，且让患者摆出特殊的体位，否则不可进针。心口窝的左侧是脾脏，上面是心肺，下面是横结肠和胃，不能不说这是个要害部位。

《水浒传》中，武大郎把西门庆和潘金莲堵在屋里，"武大却待要揪他，被西门庆早飞起右脚，武大矮短，正踢中心窝里，扑地望后便倒了"。西门庆这一脚踢到要害处，极有可能造成武大郎肝脾破裂，至少也是肠胃出血。不出所料，"他口里吐血，面皮腊查也似黄了"。窃以为，就凭这一记窝心脚，不用日后潘金莲下毒，武大郎也活不了几天。"黑虎掏心"打击的也是这个部位。一则力道沉重，直接伤及内脏；另外，打断蔽骨或软肋，折断的骨头茬子会向内刺破五脏。蔽骨不是人人都有的。蔽是保护、遮蔽、隐蔽之意，古人认为蔽骨保护的是心，冷兵器时代将士们身着盔甲，专门在这个地方戴一面铜镜，叫作护心镜。

古人之所以把这个地方叫作心口，是因为他们超越了物质层面去认识人体，发现这里是心气出入的地方。心口窝藏着一个大穴——巨阙穴，它是心的募穴，属于任脉，在剑突下一寸处，是心气汇聚的地方。以前讲过膻中穴是心包的募穴，影响心脏的功能和初级情绪变化。巨阙穴更高级，影响感情和心神。简单来讲，内在心理情感活动、病理的变化最早可以通过这里体现。同样，刺激这个部位可以影响心神的功能。当然，打击这个部位也可以直接伤及内心。

成语"东施效颦"的故事中，东施学西施"捧心而颦其里"。"捧心"就是用手捂着心口窝，"颦"是紧皱眉头的样子。美女西施摆出这个姿势，做出这个表情，即便是病态美也惹人怜爱；丑八怪东施也学，就让人恶心了。庄子把捧心诊断为"病心"。普通人则爱把心口窝的疼痛和不适归结为胃病。

一般来讲，有早期和轻度胃病的人不会出现心口窝疼痛的症状，中晚期或严重胃病患者会出现心口窝疼痛，同时伴有明显的烦躁情绪和睡眠障碍。中医理论认为，"胃不和则卧不安""胃不和则烦而悸"。这样的胃病，中医已经是按心病来对待了。临床上常见的食道裂孔疝、胃溃疡、慢性萎缩性胃炎等，久病入络，就是心病。同样，心脏病特别是心肌梗死患者，有的会表现为心口窝疼。患者自己认为那只是胃病，或者被医生误诊为胃病，没有得到及时治疗，常有猝死的案例。所以心口窝出现的不适还是要认真对待，毕竟心是君主之官。

古来怀才不遇的文人、落魄的政客经常借酒浇愁，试图消去心中块垒。蒲松龄有诗云："一身剩有须眉在，小饮能令块垒消。"老百姓也会有类似问题，只不过情怀没那么大，症状也没那么严重。人们常说的"添堵""硌硬"，与块垒大同小异。上述症状的产生，就是情绪、情感因素造成的肉身痛苦，发生的部位就在心口窝。

愁是一种不良的情感，明知不可为而为之。改变不了外界，只能与自己较劲或独自纠结。块垒就是堵在心口窝那种沉重、郁闷、压抑的感觉，是身心同病。无论是块垒还是硌硬，都是病，得治。人体的 5 个窝——腋窝、肘窝、心口窝、腘窝、大腿窝，都容易窝藏邪气，积攒痰浊瘀血，心口窝尤其如此。预防出现心结、块垒的方法很简单，就是"生气的时候不吃饭，吃饭的时候不生气"。其实不光是生气，郁闷、难过、沮丧的时候都不要吃东西，此时吃下去的东西一般都会堵在心口窝。

中医把心结称为"伏梁""小结胸病""心下痞"。痞同否，有上热下寒、阴阳隔绝不通之意。中医治疗心下痞，根据郁结的程度轻重及寒热属性不同，可以用伏梁丸、小陷胸汤、泻心汤一类的中药方剂治疗，也可以用针刺、艾灸点穴的方法。最直接的方法就是催吐，"一吐为快"，块垒俱消。

25

Xin Qiao

心窍

心窍俗称心眼儿。中国人善于用有形的躯体代指无形的心理，比如用"聪明"，即七窍的通达，代指大脑、心灵活动的高级。而心窍的具体含义，指实体心脏的内部腔道，即左心房、右心房、左心室、右心室。

　　心窍俗称心眼儿。中国人善于用有形的躯体代指无形的心理，比如用"聪明"，即七窍的通达，代指大脑、心灵活动的高级。比如说心肠热，代指为人处事热情，而心肠软则代指人的性格温柔。说人心眼儿多、小心眼儿、痰迷心窍、鬼迷心窍、猪油蒙心、一窍不通等，都是描述心灵、心理问题。按道家身心不二的理论，其实就是身心两方面都出了问题。

小时候吃鸡有两个噱头，一个是敲开鸡头看鸡的脑子。据说，鸡的脑仁像被捆绑的秦桧。现在想来，中国老百姓的忠君爱国、恨汉奸的思想真是深入骨髓，听说杭州的炸油条都叫"油炸桧儿"，也是此意。吃鸡的另一个噱头就是在给我吃鸡心的时候，姥姥或是妈妈会不厌其烦地找出一根缝衣针，在鸡心上戳几个眼儿再让我吃，说吃了会多长几个心眼儿。现在想来，这大概是古代巫觋、祝由、厌胜法术的延续吧。

说人聪明、心眼儿多，这事儿最起码可以追溯到商朝末年的比干。比干是商朝君主文丁（太丁）之子，幼年聪慧，勤奋好学，20岁就以太师高位辅佐帝乙。帝乙临死前，又托孤于比干，嘱其辅佐帝辛（纣王）。比干从政40多年，主张减轻赋税徭役，鼓励发展农牧业生产，提倡冶炼铸造，富国强兵。

本来是比干选择并扶持帝辛登基执政，可后来帝辛长大了，与老叔叔渐生龃龉，并且暴虐荒淫，横征暴敛，滥用重刑。比干自叹:"主过不谏非忠也,畏死不言非勇也,过则谏不用则死,忠之至也。"遂至摘星楼强谏三日不去。纣问何以自恃,比干曰:"恃善行仁义所以自恃。"纣怒曰:"吾闻圣人心有七窍信有诸乎?"遂杀比干剖视其心。纣王这厮生性残暴,以前就干过敲骨验髓、剖腹验孕的事儿。活剥比干、炮烙大臣、酒池肉林都是他干的,正是自作孽不可活的典范。

后来报应不爽,周武王伐纣,纣王自焚而死。天下大定,周王四处寻找比干后人,得知比干夫人妫氏在比干被处死时甫孕三月,她逃出朝歌,于长林(今河南省卫辉市狮豹头乡龙卧村)石室之中生男,名泉。周王以其生于长林而赐林姓,改名为坚,并赐他封地博陵(今河北安平县),比干则为林氏之太始祖。

后来比干的后代繁衍昌盛,人才辈出,尤其是永嘉南渡以后,林姓子孙遍布福建、台湾以及东南亚地区,甚至世界各地。还出了一个虚构的绝顶聪明的人物林黛玉,《红楼梦》第三回说她:"两弯似蹙非蹙罥烟眉,一双似泣非泣含露目。态生两靥之愁,娇袭一身之病。泪

光点点，娇喘微微。闲静时如姣花照水，行动处似弱柳
扶风。心较比干多一窍，病如西子胜三分。"

这就涉及心窍的具体含义，指实体心脏的内部腔道。
都说中医不讲实体解剖，其实从纣王的举动来看，中国
古人对人体结构很了解，《黄帝内经》的《灵枢·经水》
篇中说："若夫八尺之士，皮肉在此，外可度量切循而得
之，其死可解剖而视之。"可见，古人对心脏的认识是充
分的。只不过中医更重视形而上的神气，所以实体结构
解剖就渐渐没落了。

人的心脏有 4 个腔室，上面是左心房和右心房，下
面是左心室和右心室。关于血液循环的路径，上中学的
时候大家应该都学过：左心室 <u>此时为动脉血</u>，主动脉 → 各级
动脉 → 毛细血管网（物质交换） <u>物质交换后变成静脉血</u> 各级
静脉 → 上、下腔静脉 → 右心房 → 右心室 → 肺动脉 → 肺部
毛细血管网（物质交换） <u>物质交换后变成动脉血</u> 肺静脉 → 左
心房 → 左心室。之后又开始新一轮循环。

正常人的心脏应该有 6 个窍道，2 个负责内部沟通，

4个负责对外交流输出或回流。心脏有4个瓣膜，像单向阀门似的阻止血液回流。左心室出口有主动脉瓣。右心房接受上、下腔静脉口和心壁静脉血回流。右心房通过右房室口送血到右心室，此口由三尖瓣覆盖。右心室出口到肺动脉，由肺动脉瓣覆盖。左心房连接肺静脉，接受新鲜血液，然后通过二尖瓣送到左心室，循环往复。

那么比干的心有七窍，明显是他的心脏生理出现了问题，而林黛玉心有八窍，那更是有先天性心脏病的嫌疑。其实就是他们的心房间隔或心室间隔有缺损，也就是心脏内部的心房和心室间隔出现了漏洞，导致动脉和静脉血液混淆，进而出现心肺功能异常、咳喘、早搏、心衰等症状。

很多人以为林黛玉患的是肺结核，其实开放性肺结核有极强的传染性，看看林黛玉周围的人安然无恙就能排除这个可能。林黛玉的病是遗传而来的，《红楼梦》第二十八回有："林妹妹是内症，先天生的弱。"林黛玉说："我自来是如此，从会吃饮食时便吃药，到今日未断，请了多少名医修方配药，皆不见效。"第八十二回《老学究

讲义警顽心 病潇湘痴魂惊噩梦》有："只见满盒子痰，痰中好些血星。"第九十七回《林黛玉焚稿断痴情 薛宝钗出闺成大礼》又有："半日又咳嗽了一阵，丫头递了痰盒，吐出都是痰中带血的。"房缺和室缺是因为心窍左右相通，血液自左向右分流，自肺动脉入肺，引起"肺动脉高压"，它所引起的咯血一般量很小，表现为痰中带血。而肺结核的咯血量一般要大一点，咯出来的完全是血。林黛玉的咯血症状也支持先天性心脏病的说法。

再看看林黛玉的母亲贾敏也是早早过世，估计她也有先天性心脏病。再往上追溯那就是林姓始祖比干了，那个拥有七窍玲珑心的聪明人。

26

髑骭

He Yu

就拿蔽骨举例，中医称之为髑骭（音河鱼），西医称之为剑突。中医认为髑骭的有无、大小、长短对人的情绪、心理、性格都会产生影响。

访问日本的时候，我有幸结识了一位耄耋之年的西医妇产科老大夫石原先生，他非常喜欢中华传统文化，我们通过翻译，时而夹杂几句英语，相谈甚欢。他得知我是中国来的中医大夫后，让他的儿子送了我一套木函4本装的线装书《解体新书》，打开一看才知道，这是一套用中文古汉语写的解剖学专著，图文并茂。原书出版于 200 多年前，是日本人向荷兰人学习解剖学后回国撰写的。1973 年，为了纪念此书出版 200 年，日本医学界又组织再版重印了 3 000 套。

翻看此书，感慨万千。世人似乎都知道日本有明治维新，使它一夜之间发达强大。但很少有人知道，日本早在明治维新前一个世纪，就开始了脱亚入欧，他们最早的老师是荷兰人。日本派出大量的留学生去荷兰学习，学成后回国传播所学知识。西方的科学技术和政治经济文化被称为兰学。兰学在日本已经成为与汉学并列的学问，并最终超越了汉学。

看到《解体新书》里面把胸骨柄下的剑突标识为蔽骨，将医学的"医"还写成繁体的"醫"，感到尤为亲切。遗憾的是，大清的闭关锁国政策使东西方文明的交融发生在了日本，等到甲午战败以后，我们不得不派出留学生去日本学习二手的西医和科技文化，鲁迅和郭沫若去日本学医都是如此。除此之外，目前汉语中大量的词汇是从日语中生硬地翻译过来的，比如政治、经济、哲学、干部、派出所、警察等。

更为遗憾的是，中医学在中国经历几千年后失传不少，日本人学去的也偏于肤浅皮毛。中间虽然在日本出现过几代中西医结合汇通的医家，但势单力薄。最终，日本取缔了中医，全盘西化。近代虽然应民间需要恢复了汉方药和针灸的临床使用，但终不成气候。中国曾亦步亦趋学习日本，20世纪20年代末，民国政府曾立法取缔中医，但终因西医并未普及、民间需求强大、中医界抗争等原因未能实施。

究其深层的原因，在于日本人没有学到中医的精髓，未能领会"形精气神"的奥义，结果就是抛弃无形、拘于死板，从研究活体结构变成尸体解剖。

就拿蔽骨举例，中医称之为髑骭（音河鱼），西医称之为剑突。其实叫什么无所谓，对它的认识才是更重要的事情。西医仅仅从解剖上发现并命名了它，具体对它的功能作用却语焉不详，而中医对它的认识就高明很多。

髑骭为骨骼名，出自《黄帝内经》的《灵枢·骨度》篇，指胸骨剑突。《释骨》中有："蔽心者曰髑骭、曰鸠尾、曰心蔽骨、曰臆前蔽骨。"除了指有形的骨骼，髑骬还指能量（气）聚集的地方，是经穴的别名，即鸠尾（见《针灸甲乙经》）。更重要的是，中医认为，髑骬的有无、大小、长短对人的情绪、心理、性格都会有影响。

首先，有的人有蔽骨，而有的人就没有。这就涉及蔽骨的功能和作用，自然为什么让人长蔽骨呢？中医认为，蔽骨是用来遮蔽、隐蔽、保护心气和心神的，中医把心口窝看作心气和心神汇聚的地方。那么有蔽骨的人就如同有了护心镜，心理素质就好，脸皮就厚，不容易被外界琐事、悲情干扰。相反，没有蔽骨的人就比较脆弱、敏感，容易受外界干扰，要么频频受伤害，要么就离群索居、孤芳自赏。所谓"髑骬无者心高"。

临床上碰到没有蔽骨的人往往是焦虑、抑郁、躁狂或失眠等精神方面疾病患者，我多建议他们在胸前佩玉。后来发现，经过中医治疗以后，特别是通过针刺、艾灸打通任脉以后，很多成年人会长出蔽骨，原来多疑、敏感、易激怒的性格也随之改变。这倒也省了买玉的钱。

同样是有蔽骨的人，性格也有不同。《黄帝内经》讲："髑骬长隘者心坚，髑骬弱薄者心脆。"用现代汉语说就是"心如铁石"和"玻璃心"的区别。

"髑骬下直者心正，髑骬偏倾者心偏倾。"通过对蔽骨的探查，能发现患者的性格是否偏执。同样，通过对蔽骨的调整，也能纠正患者人格和性格的缺陷。

有蔽骨的人，蔽骨下方就是鸠尾穴；没有蔽骨的人，外来邪气聚于心口窝。中医把胸骨柄末端称为鸠尾穴。《黄帝内经》的《素问·气府论》篇中王冰注："鸠尾，心前穴名也。其正当心蔽骨之端，言其骨垂下如鸠鸟尾形，故以为名也。"

鸠即鸠鸟，尾即尾巴，胸骨剑突形如鸠鸟之尾，此穴在其下，故名鸠尾。

鸠为布谷鸟之别名，性喜聚居，故称多人施工为鸠工。古者仲春献鸠以养国老，仲秋授年老者以鸠杖，云鸠性不噎。鸠尾穴在胸骨剑突下。肋骨分歧，如张两翼，剑突中垂，有如禽尾，不曰他鸟之尾，而必喻以鸠鸟之尾者，以鸠鸟之尾常垂善蔽也。中医称剑突为蔽骨，以其掩蔽膈肌也。

如果说中医学不重视形体解剖那就是大错特错了，真正的中医是基于形体，追求形而上的真理，活人和尸体毕竟不同。

27

膈

生命的两大动力，一个是心脏的自主搏动，再就是横膈主导的肺的呼吸。自古以来，通过调节横膈运动影响呼吸，即所谓的调息，是进而调心、调神的必要手段。

天造地设，人的身体内部被横膈分成两部分，形成胸腔和腹腔。之所以说"横膈"而不说"膈"，是因为胸腔内还有个纵隔，把胸腔分成左右两部分。

很多人认为呼吸吐纳是肺在工作，其实不然。肺很柔软，承担不起如此有力的工作，真正控制呼吸的是横膈，肺只是被动地随着膈肌的升降以及胸腔空间的变化而伸缩。换言之，横膈、纵隔与胸腔肋骨合围包裹着心肺。古人将其比喻为橐龠（tuó yuè），说橐龠有点儿拗口，其实就是风箱。

20世纪30年代出生的人估计会对风箱有印象，我身为家中男孩，会帮着大人做家务，其中主要的一项就是做饭的时候拉风箱。蒸一锅馒头需要"呼哧呼哧"拉20分钟到30分钟。风箱的结构是前后各有一个进气口，侧面有一个出气口。风箱中间是木头，四周裹着鸡毛板，可以来回拉动。向前拉的时候，后面的进气口进气，前面的进气口关闭，这样空气就由风箱进入了侧面的出气口；向后推的时候，前面的进气口进气，后面的进气口关闭，空气同样进入了侧面的出气口。直到20世纪70年代末有了电鼓风机，木头风箱被淘汰了，我才从中解脱出来。

中医讲，肺主气，司呼吸，其实是横膈主气，司呼吸。横膈为主要的呼吸肌，收缩时，膈穹隆下降，胸腔容积扩大，以助吸气；松弛时，膈穹隆上升恢复原位，胸腔容积减小，以助呼气。生命的两大动力，一个是心脏的自主搏动，再就是横膈主导的肺的呼吸。两者的区别在于，心跳完全不受人的意识控制，而呼吸则可以受人为调节。所以自古以来，通过调节横膈运动影响呼吸，即所谓的调息，是进而调心、调神的必要手段。

横膈主要由肌肉构成，其中心和边缘是肌腱，所以横膈被称为膈肌。膈肌是向上膨隆呈穹隆形的扁薄阔肌，成为胸腔的底和腹腔的顶。膈肌可分为三部分：胸骨部起自剑突后面，肋骨部起自下面6对肋骨和软肋骨，腰部以左右两个膈脚起自第2节至第3节腰椎。各部肌束均止于中央的中心腱。

普通人对膈没有什么概念，但是对打嗝都有体会。吃饭吃饱了，空气从胃经食道从口腔喷出，这叫打饱嗝。还有，现在流行喝碳酸饮料和啤酒，二氧化碳溶解在液体饮料中，被人喝到胃里受热汽化，变成气体涌出，也算是打嗝。不过这种打嗝和打饱嗝不同，饱嗝是胃自主蠕动，迫使胃内气体涌出；而喝碳酸饮料打的嗝是液体本身产生的，不仅与胃蠕动无关，而且汽化本身会带走并消耗胃内热量，长期喝碳酸饮料之人，胃的温度也会降低，胃蠕动也会减缓甚至变得呆滞、瘫痪。

这两种打嗝主要与胃有关，与横膈关系不大。临床上常见的呃逆或顽固性呃逆则和横膈脱不了干系。这种呃逆也被称为嗳气，呃逆时患者喉间频频作声，声音急而短促。呃逆不光是胃的问题，它是由横膈膜痉挛、收缩引起的。呃逆频繁或持续 24 小时以上，称为难治性呃逆，多与郁怒、心情压抑，以及重度胃病比如萎缩性胃炎有关。

中医治疗顽固性呃逆首选的是针刺或按压点穴法。选取的穴位首先与横膈有关，其次就是与心包和心神有关。中医认为，控制膈肌运动的关键点在于后背第 7 块胸椎棘突下面的这条线，这是胸腔和腹腔的分界线，相当于膈肌在后背体表的投影区。在这条线左右各有两个穴位，分别是膈腧穴和膈关穴，针刺、按压这两个穴位，能够快速、有效地缓解膈肌痉挛，从而治疗呃逆。

一般人都知道，晕车恶心、呃逆、打嗝的时候，自己按压手腕上的内关穴可以缓解痛苦。内关穴是手厥阴心包经的络穴。心包的募穴是胸口正中的膻中穴，其实膻中穴也是纵隔的中心，届时按揉拍打膻中穴，效果会更好。此外，膈肌的中心腱在体表投影于剑突处，这是巨阙穴所在地，巨阙穴是心的募穴，针刺、点按能够解除心结、舒畅郁怒，从而缓解呃逆。

临床上常见的与横膈有关的病是食管裂孔疝。每个人的横膈上有三个裂孔，第一个裂孔在第12胸椎前方，即左右两个膈脚与脊柱之间的主动脉裂孔。降主动脉和胸导管在此通过。第二个裂孔在主动脉裂孔的左前上方，约与第10胸椎水平，即食管裂孔。食管和迷走神经前后干在此通过。第三个裂孔在食管裂孔的右前上方的中心腱内，即腔静脉孔，约与第8胸椎水平。该裂孔内通过下腔静脉、右膈神经。

食管裂孔疝是指腹腔内脏器（主要是胃）通过膈食管裂孔进入胸腔所致的疾病，简称膈疝。表现为胸骨后或剑突下烧灼感、胃内容物上反感，以及上腹饱胀、嗳气、疼痛等。疼痛性质多为烧灼感或针刺样疼，可放射至背部、肩部、颈部等处。平卧、进食甜性和酸性食物，均可诱发并加重症状。当疝囊较大而压迫心肺、纵隔时，可产生气急、心悸、咳嗽、发绀等症状。当疝囊压迫食管时，可感觉在胸骨后有食物停滞或吞咽困难。

治疗食管裂孔疝的根本是降低胃内压力，使胃内容物快速排送到十二指肠和小肠，这样上顶、上冲的压力就会减小，横膈就不会被挤压出现膨出。中医治疗食管裂孔疝先用针刺点穴水分穴、滑肉门穴和天枢穴以开放通道，再去点按心口窝的坚硬膨出之处，达到标本兼治的目的。

28

嗝儿

Ger

胃内容物在被胃液分解消化时会产生气体，将这些气体排出所需要的条件就是胃还没被撑大、失去弹力。古人常说，饭要吃七八分饱，道理就在于此，所以吃饭时保持自我觉察很重要。而打饱嗝儿就是一个很好的指标，它提示你该放下碗筷和杯子了。

最常见的是打饱嗝儿，这显然是在人吃饱了的情况下出现的。说吃饱也不完全准确，应该是在七八分饱的时候。因为吃得太多或太快，迅速把胃填满、夯实了，就不可能打嗝儿。

消化饮食是内外互动的结果，内因就是胃肠及其相关的消化器官，比如胆和胰腺的蠕动及分泌消化液。外因是进食食物的质量和温度。食物粗糙、坚硬或冰凉，当然会影响消化，但即便食物合适，如果人吃得过快、吃得过多，或吃饭时看书、看手机，或吃饭时伴有严重不良情绪，比如生气、悲伤、忧虑等，一样会影响消化。

胃壁说白了是平滑肌，有弹性、有张力，当然也就有弹性限度。胃壁被食物撑大后，弹性限度就逐渐减小，自身蠕动、研磨的力量也会随之减弱。所谓吃到七八分饱，就是给胃留下二三成的弹力和弹性。这时候胃还能保持自身的蠕动和节奏来充分分泌胃液，研磨、搅拌食物，向下排送食糜，向上排出吞咽进去的空气。如果突破这个极限，那胃工作起来就会很吃力。若吃到十分饱，胃基本上就停止蠕动了。人年轻的时候胃壁厚、弹性强，即便暴饮暴食也没事儿，很快会恢复原状。但长期如此，胃就会被撑大、下垂，胃壁弛缓失去弹性，严重的就会出现胃轻瘫，半球形滚圆的胃囊会变成瀑布形，像一摊烂泥。

人吃饭狼吞虎咽或吃饭时说话就有可能将空气吞咽

进胃里，空气滞留在胃肠道会引起胃肠胀气或绞痛；另外，胃内容物在被胃液分解消化时也会产生气体，所以及时排出这些气体就显得很重要。将气体及时排出需要的条件就是胃还没被撑大、失去弹力。古人常说，饭要吃七八分饱，道理就在于此，所以吃饭时保持自我觉察很重要。而打饱嗝儿就是一个很好的指标，它提示你该放下碗筷和杯子了。

那为什么有人会在没吃饭的时候打嗝儿呢？老百姓称之为打空嗝儿，中医称之为嗳气或噫气。这种嗝儿其实还是饱嗝儿，是食物在胃内长期滞留，食积不化造成的。这种嗝儿打出来往往伴有酸腐的味道，中医称之为"嗳腐吞酸"。"酸"是因为胃液上溢，"腐"是因为食物腐败、发酵产生的气体和味道。这种嗝儿不是胃蠕动造成的，而是发酵气体积攒后自己涌出的。患者平时口气也难闻，有的还伴有顽固性口腔溃疡，或是反复发作的咽炎和扁桃体炎。

现代医学发现，情绪低落也会影响交感神经，使其过度紧张，从而抑制胃的蠕动及排空功能，导致吃下的食物存留在胃内过久，继而出现发酵气体。长期精神紧张、焦虑会导致十二指肠溃疡，其常见的并发症除了嗳气，还伴有上腹部胀满不适、厌食、恶心、呕吐。

中医治疗这种病最拿手，针刺或点穴水分穴，打开十二指肠通道，再依次刺激下脘穴、中脘穴、上脘穴，恢复、促进胃的蠕动即可。我们自己可以敲打足三里或掰弄第二和第三脚趾来促进胃的蠕动。

人在饥饿的时候，也就是胃肠空虚的时候，会打嗝儿吗？也会。这也可以叫空嗝儿、嗳气或噫气。但这种嗝儿一般与进食与否无关，其声音响亮，气儿不多，无酸腐味道。持续时间长，甚至昼夜不停、数年不止。中医认为，这种空嗝儿与长期或剧烈的情绪波动、遭受情感刺激伤害有关，直接称其为心病。

一般来讲，胃肠空虚的时候，人会出现饥肠辘辘的现象，胃肠蠕动空磨、空转，消化液和体液在胃肠内流动，这是正常的。如果胃肠空虚，但不蠕动，反而有嗳气，这就说明病得不轻了。

这种嗝儿多见于萎缩性胃炎、抑郁症、焦虑症、厌食症、早期胃癌和食道癌患者，通常还会伴有较为严重的失眠、早醒、负疚感、厌食厌世、胸背疼痛、贫血和消瘦。特别是萎缩性胃炎患者，其胃壁已经由原来的弛缓变成挛缩，胃酸由相对过多变成稀缺，胃黏膜萎缩异化，严重的伴有淋巴、息肉和肿瘤的增生肿大。

临床上遇到这种情况时，我一般都要追溯病史，了解患者的情绪、精神状态，特别是睡眠状况，配合现代医学理化影像检查和心理评估。确诊以后，再用中医针刺加中药治疗，配合心理疏导、饮食调养，大多能逆转颓势，使心肠变得温和柔软，嗳气也会随之消除。

还有一种情况是打假嗝儿，这是西方饮食习惯造成的恶果，是碳酸饮料包括冷饮、啤酒被喝到胃里，受热以后二氧化碳汽化喷涌而出形成的。这种嗝儿不是胃肠蠕动造成的，相反它还会抑制胃肠蠕动，所以打这种嗝儿并不感觉舒服。

把冰镇饮料加热到正常体温，以及二氧化碳汽化本身都会消耗胃壁及其周围组织的热量和能量，所以无论是短期还是长期饮用冰镇碳酸饮料都会对胃造成伤害。简单来说就是冰镇胃肠，起初使胃蠕动变慢，进而使胃丧失感觉，特别是丧失饥饱的感觉，长此以往，人会多吃、多喝而变得过度肥胖。二氧化碳这种废气，打嗝儿排出还算好的，留在体内渗入组织后人会变得虚囊，检查按压这种人的身体时，会摸到一粒粒小气泡样的东西，按上去还噼啪作响。

中国人的体质不适合喝碳酸饮料，这种嗝儿不打也罢。

29

Xie Lei

胁肋

无论是腋下的两胁还是腹部的软肋，都是普通人薄弱的地方，容易被伤害、被人挟持控制，所以有了"胁迫"一词。

人体前面是胸，后面是背，两侧是胁，说起来都是肋。孔颖达疏："胁是腋下之名，其骨谓之肋。"胸腔由12对肋骨合围而成。肋骨后端与胸椎相连，前端第1对至第7对肋借助软骨与胸骨相连接，称为真肋；第8对至第12对肋借助软骨与上一对肋的软骨相连接，形成肋弓；第11对、12对肋前端游离，称为浮肋；最后4对肋又称假肋，亦称软肋，中医称之为两胁、胁下。

胸腔的作用首先是维持心肺功能，其次是保护这些重要的脏器。沿第7块胸椎水平生长的膈肌将胸腔分成两部分，上面是心、肺，下面是肝、脾、肾。有肋骨的支撑和肋间隙肌肉的发力，胸腔才能鼓荡如橐龠、风箱，保障肺的呼吸。肺本身没有力量，只能被动地随胸腔运动，胸腔扩张，肺随之进气。不论是内因还是外因，只要胸膜腔进入了空气，就会对肺囊产生压迫，患者会出现剧烈的胸痛、咳嗽症状，严重时会造成肺不张、窒息，这就是气胸。

如果单纯强调胸腔对心肺的保护作用，那人的进化应该是肋骨连成一片，那样就丧失了心肺的功能。人在剧烈运动或情绪激动的时候，心跳会加快，心脏和主动脉弓的搏动幅度都会加大。正常的人或消瘦的人可在左乳房下方看到肋间肌肉的跳动，其实这是心尖的搏动。试想，如果胸腔是骨化固定的，那就会对心脏形成压迫和伤害，危及生命。

古今中外都有天赋异禀、肋骨几乎连成一片的人，古称"骈胁"。晋文公重耳就是骈胁，《左传·僖公二十三年》中有："及曹，曹共公闻其骈胁。欲观其裸。浴，薄而观之。"此举后来为曹共公招来杀身之祸。古代大力士中也不乏此异相者。《史记·商君列传》中有："多力而骈胁者为骖乘，持矛而操阘戟者旁车而趋。"外国人也有，见严复所著《原强》："孔孟二子皆有魁桀之姿，彼古之希腊、罗马人亦知之……而柏拉图乃以骈胁著号。"

大力士肌肉发达，覆盖了胸胁，使人产生没有肋间隙、肋骨连成一片的错觉，于是把骈胁解释成肌肉连成一片。其实这是错误的。作为医生，我见识过有凹陷的漏斗胸、凸起的鸡胸、左右不对称的歪胸，当然也有骈胁。这种骈胁不是天生的，而是后天练习内家拳形成的，通过站桩调形、呼吸调息、独立守神使得骨髓充盈，骨骼发育增强，肋骨逐渐增厚，肋间隙变小。显而易见，有骈胁的人抗击打能力明显更强，呼吸功能也超过常人。

无论是腋下的两胁还是腹部的软肋，都是普通人薄弱的地方，容易被伤害、被人挟持控制，所以有了"胁迫"一词。尤其是肋间隙有几个敏感点，被点击后会造成内伤，这就是中医讲的穴位。中医认为，胸腹属阴，腰背属阳，两胁处于阴阳交界、半阴半阳的地界。足少阳胆经循行经过此处，起到内联脏腑外络肢节的作用，影响肝胆功能。

距离腋窝最近的有渊腋、辄筋两穴，分别在第4对和第5对肋的间隙、腋正中线两侧，属于足少阳胆经，距离手少阴心经的极泉穴很近。中医认为，胆主决断。胆气虚则怯，胆气足则勇，故有"胆战心惊"一说。所谓"酒壮怂人胆"，指饮酒以后，肝胆气血充盈，胆气旺盛，可以暂时使人变得蛮横、勇猛。现代医学也发现，胆道系统疾病（胆囊炎、胆结石）会通过神经反射引起冠状动脉收缩，导致冠状动脉供血不足（供氧和需氧失衡），从而引起心绞痛、心律不齐，甚至心肌梗死等症状，这叫"胆心综合征"。按揉腋下渊腋和辄筋两穴能有效缓解心绞痛的症状。

位于第7对和第8对肋的间隙、乳头正下方的是日月穴，是胆的募穴。所谓募穴，是内在脏腑之气汇聚的地方，也是内在脏腑在体表的投影所在。用长针直刺募穴，能触及相关脏腑，比如刺右侧日月穴，能刺及胆囊。有胆囊炎、胆结石、胆囊息肉的患者，平时生气、郁怒，特别是在进食油腻食品以后，会感觉右胁下隐痛、刺痛。急性胆囊炎发作、胆结石排出时，会出现剧烈的胆绞痛。这些症状都可以通过按压、针刺日月穴缓解。平时消化不良、厌食油腻、打嗝儿反酸的人，也可以通过按揉日月穴促进胆汁分泌，帮助消化。

日月组合起来曰明，因为肝胆开窍于目，胆经外络眼角，经常按揉日月穴，能明目开窍。经常玩电脑、看手机的人应该照顾一下自己的这块软肋。

30

胸腔肋骨固定，抗击打能力强；软肋肋骨不固定，抗击打能力就弱。无论古今还是中外，"软肋"一词多用来形容身体和心理的弱点。

软肋

Ruan Lei

前几节说过，脊柱、胸骨和肋骨如同上天精心编织的筐，装载着人体重要的脏器，起到了保护作用。同时肋间肌肉有伸展扩张和收缩的功能，可适应心肺的呼吸、搏动功能。人体的12对肋骨从脊柱分出，前7对附着在胸骨上，第8对到第10对肋骨依次附着在前一对肋骨上，最后两对肋骨没有附着点，在腹腔呈游离状态，被称为浮肋，俗称软肋。

　　腹部没有肋骨保护，因为腹腔内的脏器相比胸腔来说不是很重要。击打腹部可能伤及胃肠，但不会致命，也不会达到快速使人丧失战斗力的目的。所以在实战中，打肚子和打屁股一样没有意义。软肋位于胸腔和腹腔的接合部，它存在的意义首先是保护右侧的肝和左侧的脾，以及背后的肾脏；其次是满足脏腑的功能需要。正常人在肋骨边缘外都不应当触及肝和脾，但肝和脾在代偿、失代偿的状态下容易出现肿大，就会出现"鱼死网破"的结果：不是肋骨开裂崩断，就是脏器被压迫，出现坏死。

　　在实战格斗中，一般攻击对方的头面和胸腔。出于本能，人会用双手和双臂保护头面、前胸，而暴露出两侧的软肋。胸腔肋骨固定，抗击打能力强；软肋肋骨不固定，抗击打能力就弱。攻击软肋，一则剧烈疼痛可以通过肋间神经直达脊髓和大脑，造成巨大的、难以忍受的痛苦，使对手丧失战斗意志；再则震荡波及肝、脾、肾脏，轻的会产生剧痛，重的会造成脏器破裂，危及生命。无论古今还是中外，"软肋"一词多用来形容身体和心理的弱点。

研究、了解人体，有的人目的是比凶斗狠、置人于死地，而中医则是想替天行道、治病救人。中医发现人身上这两对游离的肋骨有特殊的属性和利用价值。通俗地说，打击它们会造成人身伤害，但是适当地刺激其端头，比如说点按、针刺和艾灸，可以影响、刺激内在脏腑的功能。

中医把胸腔比喻成宫殿，五脏在其中各司其职：心是君主之官，内藏神明。肺是相傅之官，主治节。肝是将军之官，出谋虑。肾是作强之官，出技巧。而脾有两个功能：一是"脾者，谏议之官，知周出焉"，脾主后天意识，辅佐先天本神，保证圆满周到；二是"脾胃者，仓廪之官，五味出焉"，脾主吸收、储存营养，化生后天气血。

五脏深居宫闱，想刺激、影响到它们，没有门径是不行的。中医发现，人身上存在这样的敏感点和传播途径，就是腧穴和经络。第 11 对肋骨的游离端头，叫章门穴，它有三个身份。

首先，章门穴是足厥阴肝经的第 13 个穴，对肝脏的疏泄、藏血功能有影响。肝经从足大趾沿腿内侧上行，经腹股沟环绕外生殖器官，入小腹潜行，在这里冒头。刺激章门穴，上能影响肝脏，下能影响内外生殖器。

其次，章门穴是脾的募穴。所谓募穴就是脏器体表投影所在，从人身左侧章门穴直刺下去，能触及脾脏。章门穴的主要功能在于影响人体吸收、储存营养，以及后天意识。脾代表后天意识，会对先天本能提出谏议，比如啬精节欲、持满御神。所以如果人吸收太多营养、过度肥胖、后天意识太强、活得太刻意的话，可以通过泄章门穴的气血来减肥、放松。吸收功能不好、极度消瘦的人，或后天意识不强、没有自我约束力的人，则可以通过补益章门穴的气血，恢复、增强后天意识。

最后，章门穴是藏会穴，也就是五脏经气汇聚之地。中医有八会穴，出自《难经·四十五难》："腑会太仓，脏会季胁。"季胁、季肋都是章门穴的别名。也就是说，刺激章门穴，最终能影响五脏功能，无论是对功能过度亢进还是过分低迷都有效。

第 12 对肋骨很短，它的游离端在前面摸不到，位于侧面，几乎在腋中线的位置，这个穴位叫京门，是胆经的第 25 个穴。它能影响胆功能，特别是胆汁的储存和分泌。有胆囊疾病的人会感到两胁憋胀疼痛，同时伴有恶心、呕吐等症状，这时针刺和按压相关穴位能缓解症状。另外，京门穴是肾的募穴，刺激它可以影响肾的功能。艾灸、按压京门穴可补益肾气，针刺京门穴可清泻肾实证（无论寒热），比如可以促进肾结石的化解和排出。有叉腰习惯的人大多有肾虚或类似问题。

31

怀

Huai

由于胸和怀两个字经常连用，导致很多人把胸当成了怀，权威的字典就把怀解释成"胸前"。其实，怀泛指上衣包裹的身躯，涵盖了胸、腹和小腹。

怀的繁体字写作"懷"，从小篆、汉隶到行楷变化不大，到了简体字就是乱改一气，完全看不出汉字象形、会意、指事、形声的本来。懷的右边是褱，也念怀。"褱"字由衣和眔构成，眔音同"大"，指目力相及，意思近于逮。褱是指把眼睛能看到的东西包藏、裹挟在衣服里面。古人着装讲究上衣下裳，所以褱只能是藏在上半身衣服里，藏在裤裆、裤脚、袜子、鞋里面的不能叫作裹。

怀字虽然加了竖心旁，但其某些本意仍与裹一致。因为有了心字，怀揣的部位更接近胸口、心脏，比如胸怀、心怀两词。怀用作及物动词，指把东西藏在上衣里，比如"匹夫无罪，怀璧其罪"。普通人拥有了王家祭祀才能使用的玉璧，这就是明显的僭越，乱了纲常礼法，当然会被治罪。

现在流行戴名表，配在手腕上很惹眼，是男人身份、地位、品位的标志，比穿西服不扯商标讲究多了。过去可不是这样，有块表不易，人都揣在怀里，留个金链子挂在外衣兜上，至于里面的表是什么品牌，金的、银的还是镶钻的，不得而知。这种表叫怀表，现在用它的人不多了，可能在古董店里能看到。含蓄内敛和招摇显摆的区别就在一块表上，这也是金玉其外、败絮其中与被褐怀玉的区别。

由于胸和怀两个字经常连用，导致很多人把胸当成了怀，权威的字典就把怀解释成"胸前"。其实，怀泛指上衣包裹的身躯，涵盖了胸、腹和小腹。敞胸露怀暴露的不光是前胸，还有肚子；探怀不光指把手伸向胸膛、乳房，还指摸向衣服里面；纵体入怀，也不光指胸前。所谓怀抱，只要是上臂能环绕、搂到的都算，将小腹算在内也是可以的。说怀不光是胸，最具说服力的应该是"坐怀不乱"一词。青年男女调情嬉戏，又不是胸口碎大石，美女坐到柳下惠的胸膛上，这场景不好想象。按常识描绘一下：春秋时尚无胡床、板凳、椅子，人们都席地跪坐。按照柳下惠的性格，他应该是正襟危坐，美女能坐的更可能是上衣覆盖的大腿。他稍微苟且一下弯弯腰，美女就会坐到小腹上。

日本有个著名的怀石料理，据说源自僧人饥饿难耐时把石头烘热，揣在怀里压在胃脘，以暂时缓解饥饿感。本来肠胃充盈才会饱胀，这么从外加力把胃肠压瘪了使其不空虚，类似画饼充饥，效果恐怕维持不了多久。此说貌似是以讹传讹，很难成立。确切地说，怀石料理起源于日本僧院在唐宋时期从中国学会的茶席。怀石怀的是玉——石之美者曰玉。老子说"圣人被褐怀玉"，讲究的就是外表不光鲜，内在品质卓越。怀石料理最大的特点是盛饭菜的器皿不精致，是粗瓷黑陶一类，而饭菜精致讲究。

空腹喝茶容易晕厥或出虚汗，俗称"醉茶"，所以在正式喝茶以前会先吃点东西垫补一下。怀石料理是为之后的茶席做铺垫，不是主角，吃的东西讲究突出食物的本味。一般有四道菜：先上一道羹，后演变为日式汤；第二道是脍，也就是生鱼片；第三道是炙，烤鱼或烤肉，也有的上天妇罗；最后一道是煮菜，清水加菜和肉。现在怀石料理已经喧宾夺主，从茶席的前奏变成了主宴。菜式变得花样繁多，杯盘碗碟越来越精致、漂亮，饭菜的口味却平平，根本失去了"怀石"的精神。再加上经过炒作，价格很贵，我吃过两次后，再不问津。

毕竟多了竖心旁，怀就有了动心的意思。用作及物动词，它包含形而上的、无形的存在，表示包藏在内心的欲望、情绪、情感、神灵、意识、才学等，于是有了怀疑、怀念、怀春、怀忿、怀仁、怀柔、怀慝（tè）、怀贰、怀恨在心、怀才不遇、心怀鬼胎、心怀叵测等词。

当然还包括把内心投射到外在实物上的意思，比如去国怀乡、怀旧。古代诗文中常有类似的诗句："有女怀春""惟佳人之独怀兮"等。

胸怀锦绣倒也罢了，如果藏在内心的东西是负面、阴暗的，比如不良的情绪、情感在心中纠结，这就让人难以释怀，时间长了，免不了会得心身疾病。中医有一套身心合一的理论体系和切实可行的治疗方法，能帮助人解除内心的苦痛，将蓄积在内心的有形瘀结化成无形的能量释放出来，将不良信息消除，让人们心怀坦荡，开怀大笑。

32

脘 _{Wan}

在古代，脘专指胃管，以及胃在体表腹部的投影部位。胃其实是个情绪器官，它受植物神经支配，不受意识控制，心情好的时候胃口会大开，心情郁闷、抑郁的时候会完全没有胃口。

脘现在很少有人知道了，在古代，脘专指胃管，以及胃在体表腹部的投影部位。所以有胃脘疼、胃脘痛、脘腹胀满等说法。中医经络腧穴中有上脘、中脘、下脘三穴，位于腹部正中任脉上，其位置大致对应胃的进口贲门、胃的主体和胃的出口幽门，三个穴位的功能主治也与其部位相符。

脘是形声兼会意字，从月字旁，"月"表示肉身，"完"用来表声。最早时"脘"字中的"完"被写作"宛"，读音也更接近脘。"宛"是弯曲、蜿蜒曲折的意思，用来形容胃体的形状：它不是一根直肠子，胃的上端贲门上接食道，然后向左膨大弯曲，其上端抵近膈肌和脾脏，最顶端的部位却被称作胃底。膨大数倍的胃体向下、向右延伸弯曲，经过正中线，在右下腹紧缩恢复成细管，这个部位叫作胃窦。最终胃管大小变得与进口贲门一致，与十二指肠相连，这就是胃的出口幽门。

从动物进化演变的历史来看，胃的变化也很有意思。低级动物根本就没有胃，其食管直接与十二指肠相连，比如鸭嘴兽，针鼹，还有脊索动物如文昌鱼及圆口类等动物。鸟类的食管在锁骨处水平膨大成嗉囊。囊内存在由食管和唾液腺分泌的消化酶，嗉囊有类似胃的功能，能贮存食物并对食物进行初步消化。前文讲哺乳的时候说过，老鸟喂食小鸟，把食物从嗉囊中吐出，同时吐出的除了食物还伴有老鸟的消化酶，这有利于小鸟的生长发育。所以老母鸡带的小鸡长得快，自己觅食的小鸡长得就慢。真正的鸟胃分成两部分，前为腺胃，能分泌消化液；后为肌胃，也叫砂囊，砂囊可借助吞食的砂粒来研碎食物。鼠类的胃也分为前后两部，前部叫前胃，不含胃腺；后部叫腺胃，含有胃腺。反刍类哺乳动物，比如羊和骆驼的胃又叫复胃，它们的胃分成4室，分别叫瘤胃、网胃、瓣胃和皱胃。复胃中，仅皱胃有胃腺，其余三个胃都不含胃腺。

人作为最高级的灵长类动物，胃的功能几近完美：胃管中有三种腺体分泌胃液，即贲门腺、幽门腺和泌酸腺。前两者分别分布于上脘贲门区和下脘幽门区，均分泌黏液。泌酸腺主要存在于中脘胃体和胃底的黏膜内，分泌胃蛋白酶原、盐酸和内因子，黏液细胞分泌黏液。

说一千道一万，胃腑本身就是一个平滑肌构成的肉兜子，胃的蠕动研磨能够消解食物。胃壁被丰富的血管、淋巴管包裹，这也是胃液的来源之处。胃酸和消化酶分解完的食物被推送到十二指肠和小肠。

胃的蠕动不受意识、理智支配，而是受植物神经控制，因此情绪和情感的变化会直接影响胃的功能。比如情感的厌恶会令人作呕，一吐为快，这就是通过上脘贲门的反应——逆蠕动来完成的心理释放。贲门与食管相连，此处食管下段的括约肌能起到收紧胃上口的作用，在胃蠕动的过程中防止胃内容物返入食道，从而避免胃酸烧伤食道内壁，而胃壁本身耐酸。正常人体即使在平躺或倒立时，胃内容物也不会返流进入食道，也是由于食管下段括约肌的作用。一些婴儿在吃奶后平躺容易吐奶，原因之一也是其贲门肌肉比较薄弱。贲门松弛会导致食管被腐蚀或产生炎症。贲门癌会导致食物堵塞难以下咽。

从经络上来看，上脘的上面就是巨阙穴，讲心口窝的时候提过，巨阙是心的募穴，影响到心神和心脏（心包）的功能。人的胃蠕动缓慢，吃的东西不消化，堵在胃里面的时候，人的口气就会变得腐臭，除了感觉脘腹胀满、恶心、厌恶油腻、早晨刷牙会有干哕等症状以外，还会有心慌、心悸、胸闷硌硬、失眠早醒等症状。中医认为，"胃不和则卧不安""胃不和则烦而悸"。由于消化不良导致的精神、情绪甚至性格的异常，老百姓统称为"吃饱了撑的"。

一般胃体饱胀、撑得堵到了上脘，人不仅是感觉胃本身憋胀，更多的是感觉嗓子眼儿里有东西，吞不下去、吐不出来。到医院耳鼻喉科检查，嗓子本身没有问题，西医称之为"癔球"，是癔病的一种，认为这种心理疾病是想象出来的；中医称之为"梅核气"，认为任何心理疾病都有物质和能量的基础。梅核气就是胃的蠕动（胃气）障碍，食积痰饮堵在上脘导致咽喉感觉出现了异常。这种情况下做思想工作，顶多能缓解患者担心咽喉、食道长肿瘤的焦虑，要想真正解决问题，还需要服用化痰消食、疏肝理气的药物，比如半夏厚朴汤，用针刺或点穴上脘穴的方法治疗，见效更快。

胃其实是个情绪器官，它受植物神经支配，不受意识控制，心情好的时候胃口会大开，心情郁闷、抑郁的时候会完全没有胃口。抑郁症患者多半会有厌食的症状。更为常见的是焦虑症患者，很多人会有嗳气、烧心和反酸的问题，心慌、心悸、失眠自不必说。有些医生治疗胃酸过多，往往会开一些小苏打帮助中和胃酸，更离谱的会开一些抑制胃酸分泌的药。这完全是舍本逐末，缘木求鱼。焦虑症患者的反酸、烧心（胃酸腐蚀食道黏膜）

不是胃酸的错，而是胃的出口幽门过度封闭，导致胃酸积聚上逆。因此促进胃壁蠕动，打开幽门通道让食物顺畅地排泄到小肠才是根治这些症状的办法。打开幽门的最快方法就是针刺或按压下脘穴，有时也配合下面的水分穴（肚脐上一寸），一般焦虑症患者在这两个穴位处都有瘀滞和硬结，散开以后，胃的蠕动自然恢复，反酸和烧心的症状自然消除，人的焦急、忧虑心情也会随之缓解。

回顾我多年的临床经验，总结出两句话："早期的心病要治胃，晚期的胃病要治心。"而治疗胃病和心病的关键点就是三个穴位：上脘（脐上五寸）、中脘（脐上四寸）和下脘（脐上两寸）。

33

脐^{qí}

晕车、晕船的人大多有胃病，胃的蠕
动力不足，食物和胃黏膜分泌的黏液
滞留时间过长，不往下走而往上翻。
就像醉酒的人，什么时候把胃里的东
西吐干净了，就不晕了。

　　脐是形声字，月字边代表肉，齐表示发声。哺乳动
物有肚脐，我们把类似形状的东西也叫脐，比如称螃蟹
的腹部，母的叫团脐，公的叫尖脐。此处，水果中有脐
橙，豆子也有种脐。

　　脐是脐带连接胎儿的端口，另一端在胎盘。新生命

在孕育过程中所需的营养和氧气，靠胎盘吸附在母体上摄取，通过脐带输送。哺乳动物产子，比如幼婴呱呱坠地时会自然撑破胎盘，羊水流出。没撑破时，母兽会咬破胎盘，最重要的步骤就是咬断脐带。胎盘和脐带完成了历史使命，母兽就会将胎盘和血水舔舐、吞食干净，一方面可以防止血腥气招来天敌的攻击；另一方面，胎盘具有天然的滋补作用，有利于母体恢复健康，同时可促进母乳分泌和恶露排出。几天后，脐带结痂，从幼崽身上脱落，在肚子上留下一个痕迹，就是"脐"。

于是就有了"噬脐"一词，喻示新生命的开始。"噬脐"还表示追悔莫及，比如"噬脐莫及""末路多噬脐""虽欲噬脐，悔可及乎"。它们出自同一个典故。据《左传·庄公六年》记载，楚文王借道伐申路过邓国，邓侯的三个外甥劝邓侯借机杀了文王："亡邓国者，必此人也。若不早图，后君噬齐，其及图之乎？"晋朝杜预注："若啮①腹齐，喻不可及也。"意思是：用牙咬自己的肚脐，根本够不着。

---

① 啮：音 niè，同"啮"。——编者注

杜预是杜甫的十三代祖，文武皆备，后人都认同他的注解。但"噬脐"这么解释，便经不住细琢磨。人想咬自己的肚脐当然够不着，我听说过有人想舔自己的肘尖舔不着的，但古今中外，没听说过谁想咬自己肚脐的。别说够不着，即便够得着，肚脐也是凹陷的，跟老虎吃天一样，无法下嘴。所以，窃以为"噬脐"就是咬断脐带，"噬脐莫及"就是这辈子就这么一次机会，不干就来不及了。这样解释更符合人情和自然。

大多数民族认为，人出生以后就没肚脐什么事儿了，只有中国人重视它：人出生后，肚脐作为有形物质的通道虽然封闭了，但依然可以作为气味及能量的补充、流动的窗口。中医把肚脐称为"神阙"。阙是缺口、中央大门的意思。天安门正中那个只有皇帝可以出入的大门就是阙，神阙就是通神的大门。按西方画家的视角，肚脐正好在人体的"黄金分割点"上。中医认为，神阙是腹部正中任脉的第8个穴位，上通心神，下交肾精（见文后附图）。

以前讲心口窝时介绍过巨阙，那个地方容易堵。神阙则容易漏。人在极度虚弱的时候，会出现气短、心悸的症状，最明显的就是肚脐周围出现动脉搏动，中医称为"动元气"或"伤元气"。有人还会出现"奔豚气"，自觉一股气上冲到咽喉，像小猪一样冲撞，发作起来有濒死感。这是腹主动脉剧烈搏动的结果。人精力极度透支时，会调动元气储备，出现脐周悸动。人临死时脐周搏动更剧烈，直至崩溃、死亡。中医认为，神阙不仅是神进入人体的生命之门，也是魂魄离体的死亡之门，所以，固护神阙是中医保健和救命的重要理念和方法。

中医治疗元气脱失的方法就是"补"，补脱失的漏洞。而补药中最好的药物是人参，古人讲"人参大补元气"，但后人把补理解成"益"，以为吃人参能增加元气，延长寿命。这完全是痴心妄想。服用人参后，神阙漏气的情况会改善，脐周动脉搏动会减弱、消失，人体又回到靠心脏和主动脉弓搏动输血的状态，身体就会逐渐平复。

神阙还有助性的作用。现代医学的解剖学证明，神阙的神经与性器官相连，适当刺激它能助性。中医认为，任脉源于小腹，出自会阴，经过男性龟头和女性阴蒂，上行到腹部正中，最终环绕口唇、由眼入脑。所以接吻和刺激肚脐有助于沟通心神和肾精，促进兴奋，提升快感。古人在性交中用艾灸任脉（膻中穴、神阙穴、中极穴）的方法助性，《金瓶梅》中便有描述。

很多人研究中国古人的避孕方法。其实很简单：如果不想怀孕，用麝香或含有麝香的药物敷在肚脐上就可以了。汉朝那个能在盘子上跳舞的美女赵飞燕就是这么干的。偶尔使用麝香能避孕，长期使用就是终身不孕。当然，肚脐上敷贴麝香的另一个作用就是让女人美艳如花——"华而不实"就是这个意思。

很多中国人不会考虑这样一个问题：用嘴喝药为什么叫服药？这和衣服有啥关系？英语不存在这个问题，oral 就是用嘴、口头和口服的意思。

追溯起来就得说说中医的历史。现代人认为中医就是开方抓药，病人就得喝苦汤。其实中医的治疗手段、方法有很多，有针刺、艾灸、砭石、导引、按跷、药物等，讲究因时、因地、因人制宜，根据具体情况选择不同的治疗方法。即便是药物疗法，也要根据具体病症选用不同的给药途径，如口服、外敷、肛门栓剂、阴道栓剂、鼻烟、滴眼液等。口服不是唯一选项，剂型也有丸、散、膏、丹、汤、液、露、醇等多种。

众所周知，药物是有形的物质，通过口腔黏膜、鼻黏膜、眼结膜、阴道黏膜和直肠黏膜可以直接渗透到体液和血液中，被人体吸收利用，从而发挥药效。皮肤同样可以吸收、利用药物，相对黏膜而言，它的渗透作用较弱，除非体表有溃烂，药物才会加快渗入。

通过嗅觉，鼻腔可对更细微的药物甚至是无形的气味敏感，使药直通心神，进而影响身心健康。闻香识女人不假，通过闻味道也能治病，这是中医的特色疗法。气是气，味是味，通过鼻腔闻到的是气，通过口腔尝到的是味。气有"腥、膻、香、臊、臭"，味有"酸、苦、甘、辛、咸"。气通天，入五脏；味接地，入六腑。这种通过闻嗅药物之气治疗疾病的方法，古称"服气"。古人把药物放在香囊中，揣在衣服里，时时闻嗅，闻药香逐渐演变成了服药气，喝药也就渐渐变成了服药。

华人自古就喜欢玉。玉在上古时作为祭祀礼器，有沟通天地鬼神的作用；普通人带块玉在身上，则有养护心神、辟除邪恶的作用。佩戴不同形制、材质的玉，叫"佩"；配制不同的药物装进香囊带在身上，或直接缝在衣服里，叫"服"，合起来就是"佩服"。把外用的膏药敷在身上叫"贴"，"服服帖帖"最早的意思是用中药治疗。就服服帖帖而言，肚脐是最佳的给药途径的入口。肚脐可以吸收气、渗透味，进而影响气血运行。

中国古代服饰"肚兜"顾前不顾后，重点是遮盖肚脐，不让风寒之气侵入，体现了中医养生保健的特点。现在还能从年画上看到小孩子穿着肚兜的形象。小儿是纯阳之体，生性好动，可以穿开裆裤、光屁股，但是不能暴露肚脐。现在的孩子都改成了穿睡衣、背心、裤衩睡觉，睡觉时折腾翻滚，往往会露出肚脐，着凉受寒，引发疾病。若穿着肚兜就不存在这个问题。

现代的美女大都以穿肚兜为土气，白天穿露脐装，晚上也是睡衣睡裤，上、下半截都有遮盖，唯独肚脐暴露在外，感受风寒，导致胃痛、腹泻、腹痛、痛经等。

20 世纪末流行的 505 神功元气袋，其实就是简易肚兜，里面加了温性辛香的中药，成本低廉，效果显著，有病可治，无病可防，当年风靡一时。现在虽然销声匿迹，但其理念和方法依然值得我们借鉴。

有晕车、晕船、晕机毛病的人，肯定被推荐过这样一种方法：在肚脐上贴一块生姜片。这也是"服服帖帖"疗法的一个体现。晕车、晕船的人大多有胃病，胃的蠕动力不足，食物和胃黏膜分泌的黏液滞留时间过长，不往下走而往上翻。就像醉酒的人，什么时候把胃里的东西吐干净了，就不晕了。预防或治疗的方法很简单：一是上车、上船前别吃东西；二是把留在胃中的宿食排泄到小肠中。在肚脐上贴生姜，就是用辛温的药物温暖、刺激小肠，促进胃肠蠕动使胃中宿食下行，达到治疗目的。

扫描二维码，
了解中医治疗晕车的好办法。

小孩子经常会发烧，其原因主要有三种：停食、着凉、受惊吓。孩子一发烧，家长就着急上火，忙着去医院输液、打针退烧。其实家长应该冷静下来，分析一下孩子得病是否源于以上三个原因，如果是停食、着凉，那么帮孩子揉揉肚子，孩子拉泡臭屎，高烧就会退去。孩子腹痛不让触碰的时候，可以用无痛、无害的肚脐敷贴疗法：用藿香正气水（一定是水剂，里面含有酒精）浸湿棉球，放到孩子肚脐眼里，再用胶布或创可贴封固。不久孩子就会出现肠鸣矢气，身上微微出汗，高烧自然消退。不能说百分之百有效，但在去医院打针、输液前试试，可免去孩子和家长更多的痛苦。这个方法是中医张宝旬大夫所传，帮助过成千上万人。

任脉图

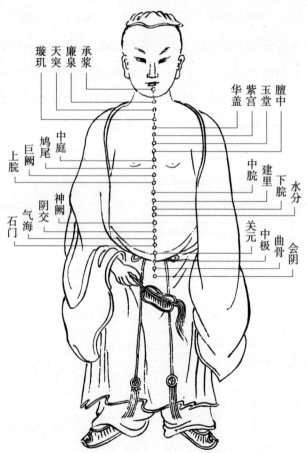

34

耻骨

Chi Gu

孕妇在怀孕后期，身体会分泌激素，可溶解软骨，使耻骨分离、骨盆扩大，方便分娩时婴儿顺利出生。这时候孕妇会出现全身关节疼痛的情况，普通人以为这是孕妇受了风寒产生疼痛，其实不然。

　　人体骨盆的结构大致是这样的：后面正中是骶骨、尾椎骨，旁边被屁股蛋儿包裹着的是坐骨，身体两侧是髂骨，前面就是耻骨，左右各一。耻骨正中间有接缝儿，叫作耻骨联合。也有人把坐骨、髂骨和耻骨统称为髋骨。耻骨在古代叫髓，音"腾"，也叫曲骨、横骨、交骨。它的英文叫作 pubic bone 或 pubis，其词根与阴毛或长阴毛有关，与羞耻无关。近代人称之为耻骨，估计是因为把阴毛叫耻毛，把阴阜叫耻丘，阴阜下面的横骨也就被叫作耻骨了。可能是说衣着裸露到这个地步应该觉得羞耻了，所谓遮羞布遮挡的也是这个部位。

骨盆包裹着内脏的重要器官，主要是生殖系统、泌尿系统和排泄系统。动物并不以暴露性器官或性交为耻，亚当和夏娃在吃苹果前也是如此，羞耻心则是后天人伦道德的产物，与天性无关。倒是有些动物在排便时小心避开，不能说是羞，可以说是阴、隐。所以古人说生殖器是前阴，肛门是后阴，统称为阴处。以前公共厕所一排蹲坑，连个隔断、遮挡都没有，可以说是把人的尊严和羞臊一网打尽了，可谓无耻。

耻骨联合上方、小腹正中下方的部位是阴阜，也叫耻丘，被阴毛覆盖。阴阜下面就是外生殖器，女性是大阴唇的端口和阴蒂，男性是阴茎根蒂。《金瓶梅》的描写比较粗俗，把这儿称作"尿盖子"，西方人比较文雅，称之为"维纳斯丘"。现代人的审美中，以女性身体消瘦、小腹平坦、脐旁肌肉竖起成"马甲线"、阴阜隆起为性感。

古代的去势刑罚，男人叫"腐刑"，要切除睾丸和部分阴茎；施于女人叫"幽闭"，用木槌敲击女性阴阜，造成耻骨联合分离或耻骨骨折，这样膀胱和子宫附着在耻骨上的韧带会损伤断裂，进而造成子宫脱垂，丧失生育功能。骨盆如同汽车的独立悬挂系统，小腹内的器官直接或间接通过韧带悬挂、固定在骨盆上。骨盆上影响脊柱，下影响腿脚，内在影响生殖功能、泌尿功能和排泄功能。临床上常见骨盆位置不正，以及由此导致的各种疾病，如脊柱侧弯、胸廓变形、内脏压迫、乳房大小不一且不对称、双腿长短不一、股骨膝盖关节磨损，以及妇科的痛经、附件水肿、输卵管不通、卵巢肿瘤、子宫肌瘤、盆腔积液等。

造成骨盆倾斜不对称的主要原因是运动性损伤，或者骨折后没有恢复等外来伤害，其次就是长期不正确的站立、行走姿势，极端的个别原因是性交姿势诡异、动作不当。对女性而言，造成骨盆倾斜的主要原因是月子没坐好，也就是在顺产后，耻骨联合没有正确愈合。

骨盆不是铁板一块，而是在中间留下了一个活口，两侧耻骨联合面靠软骨连接，这就是耻骨联合。孕妇在怀孕后期，身体会分泌激素，可溶解软骨，使耻骨分离、骨盆扩大，方便分娩时婴儿顺利出生。这时候孕妇会出现全身关节疼痛的情况，因为激素在血液中游走全身，靶器官又不单单是耻骨联合这一块。普通人以为这是孕妇受了风寒产生疼痛，其实不然。

一小部分孕妇由于体质差，激素水平低，临产前耻骨联合处软骨无法软化，导致分娩时难产。《傅青主女科》一书中有一节论述"交骨不开"："盖产门之上，原有骨二块，两相斗合，名曰交骨。未产之前，其骨自合，若天衣之无缝；临产之际，其骨自开，如开门之见山。"傅青主认为："临产交骨不开者，多由于产前贪欲，泄精太甚，精泄则气血失生化之本，而大亏矣。气血亏则无以运润于儿门，而交骨黏滞不开矣。故欲交骨之开，必须于补气补血之中，而加开骨之品，两相合治，自无不开之患，不必催生，而儿自迅下，母子俱无恙矣。"

即便是顺产，孕妇在生产过程中也会消耗大量气力和精血，加上产后泌乳喂养婴儿，夜间也得不到很好的休息，给耻骨联合的愈合带来困难。所以需要加强营养，补益气血，保持正确的姿势，必要时加裹腹带，这都能促进耻骨联合的愈合，以及相关受伤韧带的修复。产后耻骨恢复不良不仅可引发耻骨疼、腰痛、腹痛，甚至还可导致子宫下垂、阴道松弛、尿失禁和体形变化。中医常让孕妇在产后服用生化汤，促进恶露排出，加速软骨愈合。部分畸形愈合的产妇，需要医生用手法调整骨盆，避免日久迁延，留下更多隐患。

35

Kua
胯

骑乘、驾驭胯下马是一门很高级的技术，只靠手中的缰绳远远不够。人在骑乘的时候也不能坐实了，否则就算是能迎合马的节奏，人也会被颠得屁股疼，正确的方法就是欠身虚坐，用力在马镫上。

北京人形容人的听力差、耳朵背，常说"我说前门楼子，你说胯骨轴子"。"胯骨轴子"就是股骨头，也叫股骨大转子，与髋骨组成了人体最大的关节。

历史上有人把胯解释成股骨，也有人解释为髋骨，这都有失偏颇。确切地说，胯是两条大腿和骨盆合围成的三角区。许慎在《说文解字》中说："胯，股也。"后世段玉裁在注释中说："合两股言曰胯。"胯对应人穿的衣服的部位就是裆。

著名的成语"胯下之辱"，说的就是韩信早年被地痞流氓羞辱而钻了他们裤裆的故事。现代足球前锋带球过人羞辱对方的一个方式也是"穿裆"。看来不论古今还是中外，胯下之辱通吃、通用。首要原因在于，胯下裆内是前后二阴之所在，前阴尿道口撒尿，阴道口排经血，后阴肛门拉屎，屎尿血污秽，人之所厌恶。强迫人钻裆，意在污辱。古代巫术有"厌胜"之法，把人厌恶的东西当成人、鬼、神共恶的，用来避邪驱鬼。语意外延逐渐扩大后，由胯及裆，亵衣内裤甚至月经带都被用来侮辱对手。很多地方习俗不仅不能钻人的胯下，甚至不能钻过别人晾晒的衣裤。更重要的原因是性风俗，被人骑和被人尻是一个意思，所以钻裆也意味着被人强暴、征服。

冷兵器时代打仗，靠的是"胯下马，掌中枪"。骑乘、驾驭胯下马是一门很高级的技术，只靠手中的缰绳远远不够。骑过马的人都知道，即便有马鞍，人在骑乘的时候也不能坐实了，否则就算是能迎合马的节奏，人也会被颠得屁股疼，正确的方法就是欠身虚坐，用力在马镫上。据考证，马鞍出现得比较早，而马镫出现较晚，骑马打仗想保持稳定和长久，完全依靠的是两条大腿夹紧马的肚子。所以三国以前的人骑马打仗时两条大腿最辛苦，因为没有马镫。

夹紧马肚子用的是大腿内侧的肌肉，这群肌肉古时称髀肉。髀肉复生这个成语，说的是当年刘备兵败，投靠刘表，无所事事，挑粪种菜。"备住荆州数年，尝于表坐起至厕，见髀里肉生，慨然流涕。还坐，表怪问备，备曰：'吾常身不离鞍，髀肉皆消。今不复骑，髀里肉生。日月若驰，老将至矣，而功业不建，是以悲耳。'"[①]

人平时行走坐卧很少用到大腿内侧的肌肉，唯一用到的时候就是房事做爱，用的是暗劲儿。中医经络理论认为，大腿内侧属阴，有足太阴脾经、足厥阴肝经和足少阴肾经由下而上依次排列经过。其中肝经和肾经上行"络阴器"，就是说这两条经络会影响、控制男女外生殖

---

① 引自南朝宋史学家裴松之为《九州春秋》所作注引。——编者注

器。大腿内侧肌肉萎软，说明气血力量不足，无法传导到外生殖器，男性阳痿，女性阴冷也就顺理成章。更为普遍的是，除了性能力衰弱，很多男人会出现裆下潮湿糜烂，女性会出现白带增多腐臭，俗称"烂裆"。

对于烂裆的问题，很多人归结为外界气候和地域问题，但这只是外因，内因还是在于胯下裆内气血不畅。北方人到了南方，饮食和气候不适应，容易出现烂裆。对越自卫反击战时，解放军战士守在猫耳洞内，都不敢穿内裤，因为裆下皮肤潮湿，与衣服摩擦极其容易溃烂。解决问题的方法，一是调整饮食结构，增加芳香化湿的食材佐料；二是用苦寒或苦温的燥湿中药外洗，比如黄连、黄檗、蛇床子。最简单的方法就是晒裆，赶上天晴的时候，张开双腿去晒。

不是说除了骑马就没有其他方法锻炼大腿内侧的肌肉了，仰卧在床上，屈膝练习双腿内收和外展就是最简单的法门。有条件的可以买个大皮球，夹在双腿中间做内压动作。更为有效的方法就是练习内家拳。

　　练习内家拳的第一步是松胯。髋关节是连接腰身和下肢的主要部位，内家拳强调"整劲儿"，意思就是人要学会把腿脚上的力量传导到全身，如此做的前提是关节松弛，不能较劲儿，不能僵硬、死板，否则会抵消、阻挡下肢的力量。裆的转关过节与劲力调整全在于胯的灵活程度，胯关节松不开，裆部就撑不圆，裆劲儿不会灵活，腰腿也很难相随。胯关节的灵活训练，则是裆劲儿调整层次、升华的主要手段。

　　内家拳对胯的要求是开胯圆裆，做动作时胯关节应在放松的基础上有对拉、拔长之意，臀肌由会阴穴横向分开，上泛前合，同时催动胯根部的阔筋膜张肌放松，前卷里合，坐骨结节有争衡、对拉、拔长和下沉之感，并使耻骨联合腔和坐骨结节的关节缝隙扩大，运动幅度从而增大。这样既可灵活腿脚的缠绕运动，又能促进内劲儿由足经腿缠至腰间；反之，则能使腰劲儿下行，注入脚底，植地生根。

36

古代审美认为"丰乳肥臀才是女性美"是有道理的，这代表女性的生育、哺乳功能强大。肥臀的基础是骨盆大，加上肌肉丰满、隆盛，起码不会难产。

臀 _{Tun}

臀音"屯"，很多人会把它念成"殿"。臀的上面明明是"殿"，为什么念"屯"？这是因为古人称屁股为"屍"（tún），这个字的发音就是"屯"。乍一看，这是个象形字，描绘人坐在凳子或案几上的样子。其实古代没有椅子，人们习惯席地而坐，"兀"指下基，"尸"指居，合起来就是人稳稳地坐在屁股上的意思。

　　屁（tún）是屍的异体字，它们的音、义一样。旁边加了"殳"（shū）就变成了"殿"，殳是兵器，意指守卫在主人后边。这和排兵布阵有关，"殿"位于军队最后，有镇守、殿后之意（先锋、前锋则叫"启"）。同时"殿"也作为建筑形制来使用，高堂大庙专指帝王办公的场所。故宫前朝后廷，皇帝办公的有太和殿、中和殿、保和殿以及养心殿，皇帝住的地方则叫宫，如乾清宫、坤宁宫、交泰宫等。为了衬托大殿的庄严高贵，一般它都被垫起来，建在须弥座上；宫则平地而起。这也符合屁的本意，有下基。

　　本来很简单的"屁"，让后人搞复杂了，先变成了屁，又变成了臀。在"臀"字演化过程中也有用"骨"作底的，发音没变，也指屁股。至于屁为什么用"尸"作偏旁部首，有人以为和死尸有关，这种误会完全是简化字闹的。汉语本就有两个尸字：一个是"尸"，另一个是"屍"。屍是死人的遗体，而尸是活人，古代祭祀时选个活人放在神位或祖宗位置上做代表，接受朝拜和供奉，一动不动，白吃白喝（于是有了"尸位素餐"一说）。后世用牌位取代了活人，这个传统也就湮没无闻了。《庄子·逍遥游》中说:"夫子立而天下治,而我犹尸之。"汉字简化以后,把"尸""屍"合二为一,活人、死人不分。

古人还把屁股称为尻。有些方言还保留着古语,管屁股叫尻子、尻包儿。"尻"字不常用,因为它有些粗俗,有时用来指性行为,见周立波的《暴风骤雨》:"你尻过多少个娘们?"别以为现在人们说"靠"是网络低俗语言,其实指的是"尻",古已有之。

屁股被打得皮开肉绽,在古代叫臀杖,贾宝玉被他爹棒打,也是臀杖。用这种打法,惩戒、羞辱的成分居多,未必真要命。棒子打到身体其他部位,不是伤筋就是动骨,再不就是出血,都是致残要命的事儿,唯有打在屁股上没事儿。

古代受刑,比如梁山好汉被发配到新地方,都要挨杀威棒。打不打、如何打,当然要看是否给行刑的人好处。给了钱,打得响,伤得轻,打完还有金疮药抹,有童便喝,化解瘀血;不给钱,打得声小、沉闷,表皮不烂却留下内伤,分分钟要命。据说衙役都受过专门训练,把薄纸铺在豆腐上用棍子打，打得豆腐烂了纸却完好无损才算合格。打屁股基本不要命的原因是臀部肌肉丰厚。"丰乳肥臀"中的"肥"，说的就是肌肉多。

屁股除了挨打，还经常挨扎。西医往人体注射药物，分静脉注射和肌肉注射两种。小剂量的肌肉注射一般选在上肢三角肌部位，例如疫苗接种；大剂量的肌肉注射则选在屁股。很多人因为小时候肌注青霉素太多、太频繁，导致臀部肌肉出现结节、坏死和萎缩，好端端一个屁股，变得凹凸不平。严重的臀部肌肉痉挛、牵扯，会影响坐卧、行走。

中医认为屁股被足太阳膀胱经（背面）和足少阳胆经（侧面）覆盖，属阳，主热、主动。古代审美认为"丰乳肥臀才是女性美"是有道理的，这代表女性的生育、哺乳功能强大。肥臀的基础是骨盆大，加上肌肉丰满、隆盛，起码不会难产；骨盆小、屁股肌肉瘦削的女性就相对麻烦。临床上常见屁股瘦削的女性容易宫寒、痛经，平素屁股发凉、怕冷，出门都得带棉垫子，不然坐在板凳上都会着凉，引起腹痛、腹泻。男人的屁股肌肉结实、上翘，俗称翘臀，也是健康有力的象征，不仅跑起来腿脚有力，在床上也有功夫。

别看屁股很大，肌肉多，中医针灸能用的穴位倒不多。原因很简单：普遍受力不如局部集中发力，狠不如毒。屁股上常用的穴位只有一个，就是环跳穴。环跳穴是膀胱经和胆经的交会穴，人侧卧，在股骨大转子的高点与骶骨尾椎之间取穴（下面是坐骨神经），深刺之，能够疏通膀胱经和胆经，提高腿脚供血能力，有效缓解坐骨神经痛。

37

Di Gu
骶骨

很多美女前露脐、后露骶的着衣风格
是时尚，无可厚非，但容易生病。腰
骶属阳，其上没有丰厚肌肉和脂肪覆
盖，最容易受风、受寒，导致宫寒、
痛经、月经紊乱，进而影响卵巢和子
宫附件的功能。

　　人有颈椎 7 节、胸椎 12 节、腰椎 5 节，腰椎以下
的 5 块骶椎融合在一起，形成一整块骶骨。骶骨上连腰
椎，下接尾骨，与耻骨相对，左右通过骶髂关节连接髂
骨，合围形成骨盆。骶骨向盆腔一面有 4 对小孔叫骶前
孔，向后开放的 4 对叫骶后孔。至于这些间隙，中医称
为"髎"，孔内有神经走行。骶管里是马尾和终丝，也就

是脊髓的终末，很多神经纤维束分别从这些间隙（骶前孔和骶后孔）发出，支配外周，控制并影响泌尿系统和生殖系统。

骶神经一共有5对，属于脊神经，重要性不亚于颈、胸、腰神经，其控制范围是肛门、会阴，还有男性的阴茎以及女性的阴蒂、尿道。如果骶骨和骶神经受损，则会出现大小便失禁、性功能丧失的症状；如果骶神经传导功能发育不良或衰退，则会出现尿床和尿失禁，大便失禁或肛门括约肌松弛，或性功能障碍（阳痿或性冷淡）的症状。

很多美女爱穿低腰裤，有的还喜欢在骶骨部位文身或刺青，平时若隐若现，一蹲下就暴露无遗，再配上丁字裤就更显性感。这种前露脐、后露骶的着衣风格是时尚，无可厚非，但容易生病。腰骶属阳，其上没有丰厚的肌肉和脂肪覆盖，最容易受风、受寒，长期保持这种穿衣习惯，骶神经受到非创伤性损害，会出现功能衰退，容易导致宫寒、痛经、月经紊乱，进而影响卵巢和子宫附件的功能。所以，以牺牲身心健康为代价的美都是病态的美。

我见过骶骨损伤中最典型的病案，患者是一位瑜伽老师。她去印度进修，学会了用骶骨撞墙的锻炼方法，说是能振奋精神、提高功力。虽然没有导致骶骨骨折，但这种锻炼方法最终伤害了她的骶神经，进而影响脊髓功能。除了大小便失禁，患者还出现严重的抑郁和厌食症状，造成终身的残疾。

中医把骶骨称为穷骨，即脊柱的穷尽处。《黄帝内经》的《素问·疟论》篇载："其出于风府，日下一节，二十五日下至骶骨。"《医宗金鉴·正骨心法要旨》载："尾骶骨即尻骨也，其形上宽下窄，上承腰脊诸骨，两旁各有四孔，名曰八髎。"八髎穴是一组穴位，有8个点，左边4个、右边4个，分为上髎穴、次髎穴、中髎穴和下髎穴。

这4个穴位很容易找。直立位或者俯卧位时，臀部肌肉会出现两个明显的凹陷位，那就是美人窝。美人窝往下的内侧，就是八髎穴，恰是骶骨所在的位置。然后找髂后上棘：把手放到腰上（腰带位置），稍微下探，可以找到一个圆形的骨性凸起，在它和背部中线之间的中点，就是上髎穴。四指一放，4个穴位就找到了。

针对骶骨的特点，选择适当的保健、治疗方法，有助于提高泌尿、排便和生殖系统的功能。按摩是首选方案。观察覆盖骶骨的皮肤的颜色，可以判断脏器的功能：皮肤恍白无血色的一般偏虚寒，而局部色黑、有斑块的，多属阴寒凝滞。抚摸皮肤，如果发现一些条索、结节，这就是阻滞气血流通、神经传导的障碍；疏通结节，就能改善患者的症状。最简单的保健方法是把手搓热了放在骶骨上捂着，也可以用手摩擦骶骨位，产生温热效应，进而让这种温热传到盆腔。

按摩之外，适合普通人的养生方法就是艾灸。艾灸产生的温热阳气通过八髎等穴位渗透到体内，可以滋养气血，兴奋神经。受过训练的艾灸师可以做到火头的热不致烫伤局部皮肤而又能传导到盆腔内，这样能快速缓解痛经，长期治疗则可根治宫寒。针刺是最终解决方案，需要受过专业训练的医师来操作，准确针刺八髎穴及附近的小肠俞、膀胱俞等穴位，让患者产生得气传导的感觉，刺激神经而不伤神经。有的针刺高手还可以用长针从骶后孔刺入，刺激骶前孔的神经，产生更强的治疗效果。

　　很多有性冷淡症状的人，其实是身体功能衰退导致的。性情寡淡的人，无论男女都有一个共同特征：屁股蛋儿凉。有时睡了一夜可以缓解，有时睡了一夜还是冰凉。这就是典型的骶神经衰弱，中医认为这是肾阳虚。"肾司二便，肾主生殖，肾者，作强之官，技巧出焉。"你指望一个屁股蛋儿发凉的人有"性致"，那是不可能的。除了服用中药壮阳，夫妻之间睡前互相按摩、艾灸骶骨，算不上是前戏，但足以助性。

38

尾椎

Wei Zhui

女性由于骨盆腔较为宽扁，跌坐时尾椎骨相对容易挫伤。很多女性患者小时候摔过屁墩儿，到了育龄期出现问题，才发现是尾椎骨畸形。因此家长须注意为学滑冰、滑旱冰的孩子做好防护措施，尤其是女孩子。

　　每个人在小时候可能都想过人为什么不长尾巴，及至成年，恐怕也没有得到解答。我从小调皮捣蛋，时常会露出"狐狸尾巴"，经常被老师批评，被教训要"夹着尾巴做人"，以至于有一段时间，我对长出尾巴被人揪住的焦虑，超过因说谎而鼻子长长的匹诺曹。之后学医、行医几十年，我见过一些身体发育畸形的人，比如阴阳人、漏斗胸、脊椎裂孔疝等，却只见过一例貌似有尾巴的，也就是尾椎骨比常人长一小节而已，不影响坐卧，上面也没长毛。

骶骨下面就是尾椎骨，尾椎骨数目不等，尾椎通常由三四块小骨头连接而成，与骶骨构成骶、尾关节，尾骨间亦有尾间关节。究竟是人以前有尾巴后来退化成这样，还是天生如此，我倾向于后者。尾椎骨的近端以纤维软骨与骶骨连接，通常在这个关节的活动范围上，女性比男性大，尤其在女性怀孕期间。尾椎本身有尾椎韧带、大臀肌、尾椎肌、肛门括约肌以及提肛肌附着其上。男性尾椎骨的位置比坐骨粗隆低，受到撞击时能受到较好的保护；女性由于骨盆腔较为宽扁，跌坐时尾椎骨相对容易挫伤。

很多人都摔过屁墩儿。如果有丰乳肥臀，屁股蛋儿上的丰厚肌肉能缓冲外力，避免尾椎骨受伤；否则就很可能造成尾椎骨折，当时会产生剧痛，临床称为真性尾椎痛。这种疼痛会随着时间的推移，骨裂、骨折的愈合而逐渐消失。也有的人会留下隐患，那就是尾椎骨畸形愈合，常见的是尾椎骨向内弯折，一则影响尾椎内神经，二则影响肛门括约肌功能，三则影响泌尿和生殖功能。很多女性患者小时候摔过屁墩儿，到了育龄期出现问题，才发现是尾椎骨畸形。这时候虽然没有疼痛症状，但仍须矫形，由专业医生从肛门入手将被压迫向内的尾椎骨推出、扶正。因此，家长须注意为学滑冰、滑旱冰的孩子做好防护措施，尤其是女孩子。

临床更常见的尾椎骨疼痛是假性尾椎痛，这种疼痛来自尾椎骨以外，为反射性疼痛。尾椎有感觉神经及尾神经，当骨盆腔内生殖和泌尿系统有病变时，疼痛会由骶骨神经牵涉尾椎神经，造成尾椎痛。患者常常无法正常坐着，只能卧床或站立。疼痛有时会因提肛肌压力增加、连续咳嗽或打喷嚏而加剧。男性患者须检查前列腺有无异常，女性患者则根据症状做骨盆腔和泌尿、生殖系统检查，由内诊可以触摸尾椎是否有疼痛或肿瘤。也可做正、侧位的尾椎 X 光成像检查，排除外骨质异常。

中医认为脊柱属阳，由督脉贯穿；内部脑髓、脊髓属阴，从上往下渗灌，外部督脉阳热之气则从下往上充盈。稍微有些中医或道家修行常识的人都知道"打通任督二脉"一说。任脉属阴，从会阴向前沿腹部正中线上行，而督脉由会阴过肛门沿尾椎上行。这样来看，貌似在形体结构末端的尾椎，反而是督脉阳气生发的起始点，其重要性可见一斑。

这就不能不提督脉的第一个穴位：长强，它也叫尾闾穴，位于肛门后缘和尾椎骨末端之间。取穴时需要胸膝卧位，也就是跪下后低头撅起屁股，这样才能正确取穴，且治疗时不至于伤害周围组织器官。道家修行小周天时要打通的第一关就是尾闾关，这一关并不好过。正确、适当地刺激此穴，能够振奋阳气，增强性功能且能持久。刺激方法分平时和战时两种情况。平时练功，无论是内家拳还是内丹功，都强调上提玉楼，下撮谷道。撮谷道指有意识地提起、锁紧肛门括约肌，然后放松，如此循环往复，其实就是在刺激长强穴。所谓战时，则是强烈刺激长强穴，用于急救脱阳的患者。

旧时闺女出嫁，母亲要准备三件东西：一是压箱底儿的春宫画册，用于性启蒙；二是素白丝帕，垫在身下，破处落红，以示贞洁清白；三就是一枚长针，用来针刺。古来男女授受不亲，洞房花烛夜少男少女都是第一次，兴奋加上一夜多次，容易造成男方脱阳，俗称"马上风"，即射精后出现昏厥、休克症状。母亲会手把手教会女儿取穴和进针的方法，一针下去，温通督脉，振奋阳气，新郎也就回神了。其实还有其他替代方法，但同样是刺激督脉的穴位，比如掐人中、咬鼻尖（素髎穴），这些替代方法一来容易破相，二来也不如针刺长强穴效果好。

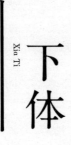

39

Xia Ti

下体

下体不大虚伪，更能体现真性情；同时它也很脆弱，维持功能的时间段比四肢短多了。它同时又是宣泄内心情感（爱和恨）的主要渠道，体现着生命的意义和价值。

我们说身指身躯、躯干，体指肢体、分支。人们还习惯把男性的外生殖器称为"下体"，这是委婉的说法，表达也很确切：下体的确是身的延伸。我们经常会看到男性下体被踢伤、抓伤的报道，也有很多患者在求医的时候不好意思说性器，就说下体如何。但是把女性的生殖器也叫"下体"就不对了，因为它没有凸出延伸，不能自成一体，叫"下身"更确切一些，"以身相许"便有其特定的含义。古代男女皆有宫刑，把男人凸出的东西切掉，称为去势；把女人内含的子宫打成脱垂外露，称为幽闭——这是残暴地人为制造出一个体来。

与四肢相比，下体与身的关系更密切。四肢受意识支配，下体却和身躯内的脏腑一样不受意识控制，受天赋本能和内在心神的指挥。它不大虚伪，更能体现真性情；同时它也很脆弱，维持功能的时间段比四肢短多了。下体承担着繁衍后代、延续种族的使命，同时又是宣泄内心情感（爱和恨）的主要渠道，体现着生命的意义和价值。

睾丸本来在腹腔内，出生两个月后，睾丸会从腰部腹膜后下降至阴囊。男人碰到危险的时候，睾丸会瞬间上抽回缩到腹股沟，坐电梯突然上升或下降时、看到惊险画面时，男人都会有这种感觉。淡定的另一种写法是"蛋定"，大凡见过世面，经历过风险，或者受过专业训练的人才能这样。江湖上盛传的铁裆功，练的不是下体的抗击打能力，而是回缩睾丸的能力，缩回下体使敌人的击打落空，没了目标。

临床上有一种病叫作"阴缩"，指成年男性突然出现剧烈的腹痛，睾丸回缩到腹腔，阴茎也变小几乎隐没。这种病症是性交后受寒所致。射精以后全身放松，出汗，全身毛孔开放，这时候如果吹空调或者自觉干渴痛饮凉水或冰镇饮料，就会发病。古人称之为夹阴伤寒，治疗的方法是用葱白或大粒盐块炒热，敷在肚脐上直到冷汗渗出，疼痛缓解，下体自然恢复。如果当时没有趁手的药物，可以选用少量硫黄、火硝、木炭吞服——看成分就知道这是火药。确实有类似的医案，医生让患者家属找来炮仗，拆开了直接吃。电影、电视里常有云雨之后，男主角拉开冰箱喝冷饮的场面，我们可学不得。

下体的过度使用，会掏空身躯的精血。"以酒为浆，以妄为常，醉以入房，以欲竭其精，以耗散其真"，纵欲的结果，开始是下体功能的丧失，也就是阳痿。严重的话，那就是伤身殒命了。手淫是否有害，中医、西医持不同观点，但是过度手淫肯定有害。《红楼梦》中的贾瑞，"想着凤姐儿不得到手，自不免有些'指头儿告了消乏'"，说的就是手淫。到后来他手淫过度的症状是："心内发膨胀，口中无滋味，脚下如绵，眼中似醋，黑夜作烧，白昼常倦，下溺连精，嗽痰带血。诸如此症，不上一年都添全了。"中国人的养生基本思想不过是"节欲啬精"。隔行不隔理，即便不是医生，下体出了问题，都知道应该去身躯上找原因。

《黄帝内经》从哲学层面阐述了身与体的关系，下体失去功能是身躯内在的脏腑出了问题：早期的阳痿是"肝气衰，筋不能动"；后期则是"肾者主水，受五脏六腑之精而藏之，故五脏盛，乃能泻。今五脏皆衰，筋骨解堕，天癸尽矣，故发鬓白，身体重，行步不正，而无子耳"。西方医学"奋不顾身"，头痛医头，脚痛医脚，治阳痿只关心下体。他们发明了阴茎假体植入，让男人硬起来。后来发现整天支棱着不雅观，又改进了技术，换成充气式，用的时候才硬。这种科学技术把人当机器、工具，毫无人情、人性可言。

男人在两次射精之间有一段不应期，阴茎对任何刺激都没反应。年轻人精血充足，不应期很短，很快就能

"提枪上马"再战，一夜多次都有可能。上了年纪，精血不足，不应期就会延长，有时会间隔几个月甚至几年。阳痿通俗来说是自我保护，身心疲惫、精血空虚，下体自然会罢工。养精蓄锐，修身养性，强身健体是治疗阳痿、恢复活力的正道。借助酒精、春药继续透支精血只能造成永久性阳痿。那些吃伟哥而猝死在床上的人和猝死在跑步机上的人，都是因为没有相关知识吧！

40

人的头面七窍加上前阴尿道和后阴肛门就是九窍。当然，对于男人而言是这样，因为男人的生殖腺通道和尿道是合二为一的。女人则不然，其尿道和阴道是分开的，所以女性应该有十窍。

九窍

Jiu Qiao

人的头面七窍加上前阴尿道和后阴肛门就是九窍。

当然，对于男人而言是这样，因为男人的生殖腺通道和尿道是合二为一的。女人则不然，其尿道和阴道是分开的，所以女性应该有十窍。女性在月经初潮前，外阴大小阴唇处于半闭合状态。初潮以后未性交之前，由于有处女膜的保护，窍道也未完全打开，只有等到生育以后才属于完全开窍。

《老子》中言："道生一，一生二，二生三，三生万物。"本意是说无中生有，以及天地自然万物的起源。从生物的进化角度来看，泌尿、生殖、排便的窍道能很好地诠释这一理念。

大家都知道对于先有鸡还是先有蛋的问题，我倾向于先有蛋。因为有恐龙蛋的时候还没有鸡。话说回来，鸡的祖先和恐龙似乎沾亲带故，有种学说认为，鸡是翼龙进化而来。不管怎么说，鸡或者禽类是地球上出现相对较早的生物。

禽类的特点是只有一个排泄通道，被称作泄殖孔。鸡的大便、小便、精子或鸡蛋都从这一个窍道出来。因为屎尿混合在一起排出，所以禽类的粪便都是稀溏便，一摊一摊的，中医把人总是拉稀称为鹜溏或鸭溏。

公鸡的生殖器位于泄殖腔腹侧，包括乳嘴、腺管体，阴茎和淋巴襞（bì）4部分。平时全部隐藏在泄殖腔内，性兴奋时，腺管体、阴茎和淋巴襞中的淋巴管相互连通，淋巴襞勃起、淋巴液流入阴茎体内使其膨大，并在中线处形成一条加深的纵沟，位于中线前端的正中阴茎体（中央白体）也因淋巴液的流入而突出于正前方，此时整个阴茎自肛门腹侧推出并插入母鸡泄殖腔，进而将精子射入母鸡的泄殖腔。

母鸡生殖系统由卵巢和输卵管两大部分组成，通常只有左侧的卵巢和输卵管发育完全，并且有生殖功能。输卵管由喇叭部、膨大部、峡部、子宫部以及阴道部等构成。受精后的母鸡可以产出受精卵，进而孵化成为小鸡。没有交配的母鸡也会正常排卵生出没有受精的鸡蛋。

禽类泄殖腔的存在，说明动物进化过程中性快感与排便感是存在于同一腔道的。以后物质器官和感觉器官的分离，有的彻底，有的就不彻底，有些动物肛门的性快感依然存在。

进化到了哺乳动物，首先分开的是粪道，肛门独立排便，与泌尿功能和生殖功能分开。其进化意义在于充分发挥了结肠和直肠的存储粪便的功能，利用微生物发酵化腐朽为神奇，为身体提供更多的营养。禽类没有存便的器官和功能，只能随时排便，无论是在站立时还是飞翔中。鸟粪在体内没有被充分消化吸收，所以含有大量的营养物质，被视为最好的肥料。

个别情况下，有的新生儿出生后被发现没有肛门，医疗中称为"肛门闭锁"，也就是俗称的"没屁眼儿"。小儿无肛是一种常见的先天性疾病，主要是胎儿发育不全或发育畸形造成的。一般分为先天性肛门闭锁症和肛膜闭锁症。肛膜闭锁症患儿只是肛管被一层薄膜封闭，而肛门闭锁症则是没有肛门，甚至没有直肠。有的患儿会天生形成直肠尿道瘘，粪便通过尿道渗出排泄。这相当于进化不全，粪尿合一。

多数患有肛门闭锁症的宝宝其他功能都健全，只是肛门没有发育完全。只要做一个小手术，通过腹部造瘘开设排粪口，就可以恢复正常。有直肠尿道瘘的患者还需要修补缝合瘘道。如果不及时治疗，宝宝的粪便无法排出，就会憋坏，甚至憋死。手术后，患者需要终身携带粪兜，虽然不便，但是两害相权取其轻为好。

哺乳动物中雄性的尿道和生殖道还是合二为一的。阴茎平时用来撒尿，在充血勃起时完成性交和射精功能。其内部构造的特殊性在于阴茎根部，人的尿道有两种括约肌，其中膀胱括约肌与排尿有关，尿道膜部括约肌与射精有关。射精时，尿道膜部括约肌舒张，精液由尿道口射出，与此同时，膀胱括约肌收缩，避免尿液与精液一同排出，精液也不会进入膀胱。

临床上常见的精、尿混合不分的疾病叫作逆行射精，患者的阴茎能正常勃起，性交中有性高潮和射精动作出现，但无精液从尿道外口流出。性交后第一次尿液检查可见尿液混浊，有大量精子和果糖，据此可诊断为逆行射精。

逆行射精一般不是先天造成的，有外伤手术、服用药物不当等外因，也有功能性障碍。针刺、艾灸和按摩相关经络及穴位，练习道家站桩功夫的时候强调撮谷道，有意识收缩、放松会阴部等有助于缓解症状或彻底治愈疾病。另外，要养成撒尿时有意识咬紧牙关、不说话交谈的习惯，有助于预防此类疾病的发生。

哺乳动物的雌性进化得更加彻底，实现了粪、尿、卵的器官和功能的充分分离。从这一点上说，取亚当的肋骨造了夏娃，先有男人再有女人的说法是有道理的。

41

鼠蹊就是腹股沟，也就是大腿根儿。
那为什么中国人管这儿叫鼠蹊呢？首
先大腿根儿是隐秘、隐私的部位，见
不得人，所以用暗中出没、偷偷摸摸
的老鼠的路径来形容。

鼠蹊
Shu Xi

鼠蹊就是腹股沟，也就是大腿根儿。无论是在英文还
是拉丁文里，腹股沟都与老鼠没关系。只有中国人管这
儿叫鼠蹊，鼠就是老鼠，蹊就是道路，"独辟蹊径""桃
李不言，下自成蹊"都用这个蹊。鼠蹊就是老鼠出没的
路径。日本人最早向荷兰人学习西医，但受中医的影响
还未消除，所以日语把腹股沟叫作鼠径（そけい）。

那为什么中国人管这儿叫鼠蹊呢？首先大腿根儿是隐秘、隐私的部位，见不得人，所以用暗中出没、偷偷摸摸的老鼠的路径来形容。当然，时代不同了，当年隐私部位现在成了公示部位，随着比基尼、丁字裤、体操服、芭蕾装的公然亮相或流行，大腿根儿已经不隐秘。以前扒开裤衩才能见到屁股，现在是扒开屁股才能见到裤衩儿，阴阳颠倒、牝鸡司晨，老鼠也大摇大摆地过街走巷了。

其次，鼠是一种形象的比喻。小时候撸起袖子弯曲胳膊都比试过小腱子肉，不知道这是肱二头肌，只管它叫小耗子肉。中医把皮下肿大的淋巴结称为鼠。《黄帝内经》的《灵枢·寒热》篇中黄帝问："寒热瘰疬在于颈腋者，皆何气使生？"岐伯曰："此皆鼠瘘寒热之毒气也，留于脉而不去者也。"张纲的《中医百病名源考·鼠》云："鼠，亦作癙，瘰疬既已溃破者之名。瘰疬既溃为瘘疮而古人称之为鼠者，盖以鼠之为物，尖喙利齿，好啮善穿，而瘘疮为病之此伏彼起之溃破状，本一犹此鼠所穿之窠穴，塞其此而复穿其彼也。"

人的颈部、颌下、腋下和腹股沟有很多淋巴结，这些淋巴结都是人体免疫系统的重要组织器官，一旦与之相关的人体组织出现细菌、病毒的感染，这些淋巴结就会及时代偿工作，吞噬细菌病毒，自身也会变得肿硬增大。这些淋巴结肿大以后如同一个个小耗子卧在皮下，中医把此类淋巴结炎症称为瘰疬或鼠疮，出现破溃的称为鼠瘘。

腹股沟是小腹和大腿的交界，其内在支撑是靠股骨头和骨盆，周围包裹覆盖着肌腱和肌肉血管、神经，由腹后壁到下肢的主要血管、股神经等都通过此处。股动脉和股静脉是两条最大的供血、回血通路，负责下肢血液的供给和回流。腹股沟部有深的、浅的淋巴结群，是下肢、腹壁下部浅层及外生殖器等的淋巴管汇集和经过的地方，因此上述各部分有炎症时，常波及这些淋巴结群。当淋巴结肿大连成串的时候，腹股沟就会被堵塞，鼠蹊也就不通了。

腹股沟处最常见的感染是会阴和外生殖器的湿疹，俗称烂裆。此病原因多为闷热、出汗又得不到及时冲洗等清洁处理，或者长时间高热、潮湿、裤子不透气、缺乏蔬菜中的维生素等情况，这些皆会引发此病。患者局部可出现潮湿、发红，甚至溃烂、渗出，患者局部疼痛难忍，偶伴瘙痒。烂裆病在南方丛林地区的战斗、抗灾前线以及修路工程中容易发病，发病率很高，且传染速度快。烂裆病患者可同时伴有鼠蹊淋巴结肿大、淋巴结变硬疼痛等症状，甚至影响行走。

从预防的角度，应注意会阴部通风，避免穿紧身裤衩或干脆不穿。有汗时，应马上洗擦干净；一旦出现局部潮红、疼痛，应暴露患部，用温水清洗、擦干净、晾干，而后搽痱子粉或爽身粉，即能明显止痛、止痒。从饮食上要忌口，不吃或少吃油腻、肥厚的食物，以及甜食和水果，多吃辛香饭菜和饭焦。尤其推荐食用薏米和赤小豆，以达到芳香化湿和淡渗利湿的效果。

从治疗上讲，首先要尽可能利用有阳光的时机，去晾晒自己的裆部，把隐秘的鼠蹊部暴露在阳光下，俗称晒裆。中医认为，湿为阴邪，湿性下流，容易积聚在下肢的腿脚和会阴部位。所以用壮阳温化的方法最能除湿。

如果阴雨绵绵没有太阳，那就要用一些阳性的药物，内服或外用。内服可以选用平胃散或藿香正气水，外用可以将中药蛇床子煮熟、捣烂，外敷在鼠蹊会阴部。蛇床子就是后来一些阴处洗液的主要成分。注意不要用热水刺激皮肤，更不能用含激素类的西药。

导致鼠蹊淋巴结增大、肿硬的更常见原因是痨病和性病，中医称之为马刀、挟瘿。《黄帝内经》的《灵枢·痈疽》篇云："发于腋下赤坚者，名曰米疽。……其痈坚而不溃者，为马刀挟瘿，急治之。"

《金匮要略·血痹虚劳病脉证》云："人年五六十，其病脉大者，痹侠背行，若肠鸣，马刀侠瘿者，皆为劳得之。"又云："夫马刀侠瘿，足阳明之证也。"

古代的痨病相当于现代的结核病，内在的虚损加上外来的结核杆菌的侵蚀导致发病。性病也是如此，过度地消耗、透支肾精是内因，生殖器的磨损破溃加性传播的病毒、细菌的侵蚀是外因，里应外合导致发病。在过去，这种结核病和花柳病基本上都是不治之症，现在抗生素能对某些细菌感染的疾病有效，但是对病毒一筹莫展，对自身免疫系统崩溃的艾滋病更是毫无办法。所以还是洁身自好、养精蓄锐，让鼠蹊归于隐秘安静为好。

42

股 _{Gu}

关于"锥刺股"的故事，很多人认为
苏秦是用锥子扎自己的屁股。大腿是
股，屁股是臀，挨得很近，但不是一
回事。

股的字形从篆书到现在没什么变化，左边月字指肉
体，右边是殳，音同书。殳是古代的兵器，长木杆头上
有个金属或石头做的箍头，其实就是个长把锤子。冷兵
器时代，刀枪剑戟穿甲，殳锤棒铜破胄，十八般武器各
有各的用途。评书里说的李元霸、岳云的大锤，都是极
度夸张的"殳"。古人把连接身躯髋关节和膝关节的这一

段叫作"股"，内在的一根骨头叫作股骨，包裹在外的肌肉、神经、血管和皮肤统称为股肉。这段骨头相当于"殳"的木杆，起支撑作用，活动幅度有限。由它延伸出的小腿和脚相当于箍头，因为骨头和关节增多，就变得相当灵活。

关于"锥刺股"的故事，很多人认为苏秦是用锥子扎自己的屁股。大腿是股，屁股是臀，挨得很近，但不是一回事。亲测一下，扭着胳膊用锥子扎屁股还是不太方便的，比起直接扎大腿面和大腿侧面困难多了。二十四孝故事里的"割股疗亲"，说的是父母病了，做儿女的割下大腿上的肉煮到药里，治病有奇效。中国从古至今盛行道德作秀文化，演绎到极致就是以灭绝人性的行为标榜自己道德高尚，占领了道德制高点就可以藐视一切。

近代一些比凶斗狠的故事也和大腿有关。民国时，天津卫黑帮火并争地盘，各选一个青皮，一脚踩在凳子上，拿一块烧红的火炭放在大腿面上，谁先撑不住谁就滚。还有旧上海混赌场的赌徒，输光了急红眼时自己割下大腿上的肉，押给赌场老板要赌资。碰上这种人，一般赌场都会乖乖给钱打发走人。为什么总是刺股、烧股、割股？原因很简单，一是大腿肌肉丰厚，二是容易自己下手。大腿受创伤以后容易愈合，愈合以后即便结痂、留疤，出现揪扯拘挛，也不大影响大腿功能。

股骨与骨盆结合形成髋关节，股骨的顶端就是股骨头。现在股骨头坏死的发病率越来越高，发病年龄越来越低。造成股骨头坏死的小部分原因是股骨经骨折以后没有正常愈合，这种情况以老年人居多。岁数大了最怕摔跤，摔断骨头不易愈合，尤其是股骨头。青少年骨折容易愈合，因为他们肾精充足，生长发育势头强劲。老年人肾精枯竭，肾主骨生髓，预后就差一些。

临床上罹患股骨头坏死的大部分病例并不是老年人，而是中青年，原因也不是外源性的创伤骨折，而是内在的骨质糟朽。致病的主要原因就是慢性酒精中毒和滥用激素。我在"身体"一章中讲过，身是身躯、躯干，体是肢体、分支。动物和人都会在紧急的时候舍车保帅，牺牲肢体来保障躯干。股骨头坏死其实是人体谋求自保而舍弃肢体的反应，因为精血匮乏，已经不足以维持供应全部身体的需要。

那么精血为什么不够用了？现代人不是营养不良，而是精血透支过度。《黄帝内经》论述"年半百而动作皆衰"的原因，说这些人"以酒为浆，以妄为常，醉以入房，以欲竭其精，以耗散其真，不知持满，不时御神"。这话现在也不过时，时代变迁，人性没变，酗酒、纵欲、日息夜作都是违反自然天道、透支肾精的行为。

比起酒精，透支精血的更大原因是滥用激素，消耗肾精、骨髓。当年治疗"非典"用的冲击疗法，就是密集、长期使用超大剂量激素，效果平平，命大的勉强能活下来，也落下个终身残疾。在基层社区和农村，滥用激素的问题更为普遍。治疗小小的感冒，以前人们使用非药物疗法（刮痧、放血、拔罐）退烧，现在基本都是打针、输液，使用抗生素加激素，这样退烧快。这是以透支生命的潜能为代价，会留下长期隐患。

股骨上肌肉丰厚，肌腱附着在关节上，给身体活动以强有力的支持。有些肌肉萎缩病的患者会出现大腿肌肉萎缩、塌陷症状，造成站立、行走困难，膝盖打软，甚至蛇形摇摆、站立不稳等问题。针刺、艾灸加上服用中药，能帮助肌肉成长，改善并提高股肌肉的功能，位于股四头肌处，即膝盖上方内、外侧的梁丘穴和血海穴是常用穴位。

10年前流行的敲胆经疗法，就是自己敲打大腿两侧的肌肉。这里是足少阳胆经循行的部位，人自然站立，双手下垂紧贴裤缝，中指末端就是风市穴。敲打这段经络或按压这个穴位，能有效提高睡眠质量，改善过敏和肥胖的症状。

43

XI 膝

最重要的是膝盖保暖的问题，很多美女要风度不要温度，无论春夏秋冬都是裙装打扮，年轻时不以为意，步入中年就慢慢会出现骨关节病。

古文的膝字并不是"月"字边，而是"卩"（jié）字边，音、义同"节"，正确的写法应该是䣍（xī）。据《说文解字注》："胫头卩也。䣍者在胫之首，股与脚间之卩也，故从卩。从卩，桼声。息七切。十二部俗作膝。"桼（qī）本意就是油漆，是树木上渗出的脂液，一般多由树木枝节、凸起处渗出。

无论从时空哪个角度，节都代表节制、停顿、蓄积、转换。阳历有二十四节气，其实是八节气，专指大的天气变换拐点，包括四立、二分、二至，四立即立春、立夏、立秋、立冬，二分是春分、秋分，二至有冬至和夏至。很多植物也有节，比如竹子和玉米，夏天炎热雨水丰沛，在安静的夜晚，都能听到植物生长拔节的声音。植物的节还有保持阶段柔韧、抵御外力、预防夭折的作用。

动物关节的作用不仅于此，还得满足运动的需要，要能屈、伸、扭、转。有趣的是，禽鸟的膝关节和哺乳动物的膝关节正好相反，比如鸡的膝盖是向后的，可以向前弯曲，满足前行和刨食的需要。而人的膝盖是向前的，只能向后弯曲。所以在模仿动物的时候，如果扮演禽鸟，只能反穿鸡的衣服、头饰，把鸡嘴戴在后脑勺上，倒着走路，这样才像。

膝上连股骨，下接胫骨和腓骨。膝关节的组成主要是籽骨（膑骨）、软骨（半月板）、脂肪垫、肌腱韧带、血管、神经和包裹膝盖的皮肤，当然不能忽略的还有关节腔内的润滑液。虽然大多数人没有学过解剖，但是都啃过骨头，加上对自身的了解，不难发现膝关节的结构特点是骨多肉少、筋多脉少、皮薄脂少。结构决定了它的功能，主受力、活动、屈伸；也决定了其发病特点，局部温度低，不耐暴力，特别是不耐旋转，容易受寒聚邪气，进而影响其功能，并导致结构、形状改变。

临床常见的膝关节损伤，除了膑骨损伤，就是半月板和韧带损伤了。半月板有两块，由纤维软骨板构成，分别垫在胫骨内、外侧髁关节面上。内侧半月板呈"C"形，外侧半月板呈"O"形。半月板是软骨，有加深关节窝、缓冲震动和保护膝关节的功能。

拧过螺丝的人都知道，在螺钉和螺母之间需要有个垫圈，垫圈可以是铁片、钢丝或者是胶皮，没有垫圈做缓冲，固定很难严丝合缝，不久后，即便坚硬如钢铁也会很快磨损。半月板的功能即在于稳定膝关节，传导膝关节负荷力，促进关节内营养。正是由于半月板所起到的稳定载荷作用，才保证了膝关节长年负重、运动而不致损伤。

半月板介于股骨髁与胫骨之间，就像是缓冲器，保护了它们的关节面。半月板可吸收向下传达的震荡，尤其是在过度屈曲或伸直时，这一作用更明显。当人从高处跳下时，膝部承受了身体重力作用所带来的相当大的力，但股骨髁与胫骨平台的软骨并没有受到损伤，那是因为半月板的存在将此力分散至整个膝关节同时承受，而不仅局限于股骨髁接触胫骨平台上的一个局限点。此外，半月板可以防止股骨发生移位，因为半月板的楔状形体可以弥补股骨髁与胫骨平台间的不相称，填充了圆形的股骨髁与胫骨平台周围的死腔，从而增加膝关节的稳定性，并能防止关节囊及滑膜组织进入关节面之间。

半月板的营养一方面由血管供应，更主要的是由胫骨骨髓渗出滋养，这样半月板才能保持柔韧。随着年龄增长，体液减少、枯竭，半月板也会变得干而脆。年老的人或身体衰弱的人，即便负重受力不是很大，也会造成半月板损伤。同时损伤后不易修复，其关节内润滑液也会减少，关节面变得粗糙，磨损加重，造成更深的损害。

膝盖有4条主要韧带，前、后交叉韧带位于关节腔内，分别附着于股骨内，侧髁与胫骨髁间隆起，作用是防止股骨和胫骨前后移位。腓侧副韧带位于膝关节外侧稍后方，从外侧加固和限制膝关节过伸。胫侧副韧带位于膝关节的内侧偏后方，作用是从内侧加固和限制膝关节过伸。膑韧带位于膝关节的前方，为股四头肌腱延续部分，作用是从前方加固和限制膝关节过度屈。外来暴力、过度负重、长久屈伸、不当旋转都会损伤韧带。

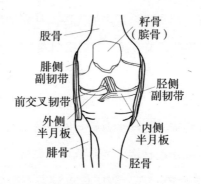

半月板和韧带损伤患者以搬运工、足球与篮球运动员、矿山坑道工和部队士兵较多见。它在强体力劳动或运动时易于受损。另外，当做旋转急停的动作时，膝关节半屈曲，足与小腿固定，大腿与躯干受到自体的惯性力或侧方撞击力，半月板和韧带最容易出现破裂。这经常发生在武术和体操运动员身上。

中医认为，肾主骨生髓，肝藏血主筋。所以针对膝关节的问题，在避免外力损伤的同时，治病求本找内因的话，应该从调养肝肾功能入手。

观察膝盖的颜色是中医诊断要素之一。临床上常见大人和孩子膝盖皮肤颜色发黑，有的同时伴有肘部皮肤粗糙、颜色发黑。这是肾阳不足、阴寒内停的表现，严重的会影响心脏功能。

从保健角度而言，肾主骨生髓，滋养膝关节内的筋骨会耗散肾精，好色、房劳过度的人经常会出现腰膝酸软、头晕眼花等症状。年老、肾气衰弱的人经常会出现膝盖打软的现象。这种情况在戒色、涵养肾精的同时，需要服用滋补肝肾的药物，可强筋壮骨。

最重要的是膝盖保暖的问题，很多美女要风度不要温度，无论春夏秋冬都是裙装打扮，年轻时不以为意，步入中年就慢慢会出现骨关节病。《黄帝内经》的《素问·气穴论》篇有："积寒留舍，荣卫不居，卷肉缩筋，肋肘不得伸，内为骨痹，外为不仁，命曰不足。"膝关节受寒、凝滞，一则影响运动，再则每逢阴天下雨、下雪，膝盖就会提前疼痛，成了"天气预报员"。国外很多老年妇女都深受其害，我们现在也在逐渐"赶超"人家。

中医治疗膝关节疾患有很多方法，不止服药、敷药。古代有热敷的方法，古称熨（貞），文有："山民以燃骨膏赤，熨豀谷之域。"就是把盐炒热包起来熨烫膝关节，平时戴个用热性中药做的护膝也管用。

膝关节周围有很多重要的穴位，特别是豀谷穴 [①]："豀谷者，营给筋骨节结，推陈更新者也。"具体而言，"豀者，循诸肌理者也""谷者，储气润节，利乎行止者也"。 针刺或艾灸豀谷穴，不仅有利于膝关节本身的康复，还能调整全身的气血。常用的穴位有犊鼻穴、膝眼穴，膝上的血海穴、梁丘穴，膝下的足三里穴、阴陵泉穴、阳陵泉穴。

---

① 今常简称为溪谷穴，为尊重史料、呈现该词的古意，本文保留"豀"字。——编者注

人到中年，"年半百而动作皆衰"，其中主要的表现就是腿脚不利索了，这和膝关节有很大关系。其中最常见的就是膑骨软化，年轻、健康的人肌腱硬化成骨头，而年老病弱的人骨头会变软磨损。

膑

　　膑和髌的发音都是四声，两个字只是偏旁部首不同，一个是肉，一个是骨，现在的音和义完全一样。秦朝以前都用膑字，李斯统一小篆，改用了骨字边的髌。其实两个字含义区别还是挺大的，比如说历史上著名的军事家孙膑，你就不能让人家签名改成孙髌。

膑和髌作名词都是指膝盖骨，也就是髌骨、膑骨。有些地方称之为"玻璃盖儿""菠萝盖儿"（音）。这块圆圆的骨头其实是由肌肉、肌腱长期受力演化而来，所以汉字膑变成髌，肉字边变成骨字边不是巧合，而是有内在道理的。医学上把这种肌腱硬化形成的骨头称为"籽骨"，而膝盖骨就是人体中最大的籽骨。

籽骨位于肌肉止点处的腱与骨之间，是由肌腱骨化形成的，能够改变肌腱抵止的角度，加大肌肉的力臂，增大肌肉拉力。籽骨的出现可以强化肌腱，避免在运动或重体力劳动过程中出现肌腱磨损，是人体的一种自我保护机制。除了膝盖骨，其他部位的籽骨是不恒定的，有的人有，有的人没有，一般而言，从事体力劳动或体育运动的人籽骨会较多。籽骨多位于足底，肌腱通过关节的附近。一般多发生于足部第一跖骨头端处。

髌骨由股四头肌的肌腱骨化而成，借韧带牵持与股骨下端、胫骨上端构成膝关节。髌骨位于股骨下端前面，在股四头肌腱内，上宽下尖，前面粗糙，后面为关节面，与股骨髌面相关节。可以在体表扪及。

人到中年，"年半百而动作皆衰"，其中主要的表现就是腿脚不利索了，这和膝关节有很大关系。其中最常见的就是膑骨软化，年轻、健康的人肌腱硬化成骨头，而年老病弱的人骨头会变软磨损。膑骨软化症的症状主要出现在半蹲位时，步行上下楼梯时，特别是下楼梯时膝盖疼痛最厉害。随着病情发展，软骨出现纤维化及滑膜发生炎症时，会因膑骨面的不平整，使膝关节突然卡死了不能屈伸（即交锁症状）。中西医都认为这是膑骨的软骨损伤引起的退行性病变，包括软骨的肿胀、碎裂、脱落和腐蚀等病变而产生的一系列症状。最后股骨与膑骨相对应的关节面也发生同样的变化，并逐渐形成膑骨关节的反应性增生，后期将形成骨性关节炎。

究其原因，除了年龄和体质的因素外，绝大多数是不适当的长期或剧烈运动造成的损伤。临床上的病例不胜枚举，患者大多是意志坚定的体育锻炼爱好者。最好发的人群有登山爱好者，尤其是不走缓坡坚持走台阶的人；中华武术爱好者，坚持骑马蹲裆式扎马步、站桩，而且时间很长的人；打太极拳闪展腾挪、跃起落地急停的人；在健身房练习杠铃，负重很大不停蹲起的人；中长跑爱好者，人到中年动不动就来个全程马拉松、半程马拉松的人等。总之，他们在把一个力量传导转换的关节变成了完全受力摩擦的轴承，假以时日，不磨损才怪。我见过膑骨几乎磨光还打着封闭针坚持锻炼的人，真是不作不会死的典型。

膑骨另外一种常见病就是膑骨骨折。年轻人出现膑骨骨折一般以外因为主，摔打、磕碰力度较大，角度又合适即会出现骨折，轻的出现骨裂，重的就会四分五裂。当然，膑骨周围的肌肉、肌腱、血管神经也不会幸免。历史上就有一个"举鼎绝膑"的典故，说的就是有人因此送了命。

话说在战国时期，秦国逐渐崛起，由公而称王，传到了秦武王嬴荡手里。此人孔武有力，却不好色。他喜欢角斗，争强好胜，同气相求，他看上的都是大力士，任鄙、乌获、孟说等人均被他任命为达官显贵，他们之间经常进行决斗比赛，估计是骄横惯了，被拍马屁当真了。某日秦武王来到东周洛阳，看见大禹留下的九鼎，就与孟说打赌看谁能举起殿前的大鼎，孟说不行。秦武王亲自举鼎，结果绝膑而死，享年 21 岁。后世有的把"绝膑"解释成砸断膝盖骨，有的解释成砸断胫骨。其实他们都没有理解"绝"的含义，古人把筋骨俱断称为"绝"，所以绝膑也就是把膝盖砸了个稀巴烂。

老年人的膑骨骨折有外力的因素，但是年老气血衰弱、骨质疏松是内在主要因素。所以看似不经意的磕碰就会造成膑骨骨裂或多处骨折。很多老年人在磕碰后不以为意，因为膑骨骨折暂时不影响活动，直到膝关节肿胀、疼痛持续加重才引起重视。膑骨骨折后根据情况，需要固定或半固定膑骨，配合中药外敷内服，总得需要三个月才能痊愈。

膑和髌的最大不同是，膑在古代还当动词用，专指剔除膑骨刑罚。膑骨被摘除后，虽然腿脚还在，但是人失去了行走的能力。再狠一点叫作膑辟或膑脚，就是膝盖以下全砍了。著名的军事家孙膑是孙武的后代，被同门师兄庞涓陷害受了膑刑，被剜去了膝盖骨。后来孙膑含垢忍辱装疯卖傻出逃到齐国，帮田忌赛马一举成名，经围魏救赵、桂陵之战、马陵之战报仇雪恨。他继祖上所著《孙子兵法》后写出《孙膑兵法》，以残疾自名，搞得人们都不知道，他的本名其实是孙伯灵。

45

腘 ^{Guo}

临床上我们发现，腘窝反凸的患者一般都伴有腰肌劳损，严重的伴有腰椎间盘突出症。其中最典型的是穿高跟鞋的女士，乍看挺胸抬头、翘臀直腰，长久以后都会落下生殖系统和腰腿上的毛病。

膝盖向前凸出，后面的凹陷就是腘，屈膝弯腿的时候更明显，俗称腿窝或膝弯。

腘窝主要由筋、骨、肌肉、血管和神经合围而成，不仅关系到局部膝关节活动，而且关系到全身，特别是肾、腰和腿的功能。以前讲过凡是窝的地方都容易窝藏邪气，比如腋窝、肘窝、心口窝，腘窝也不例外。在《黄帝内经》的《灵枢·邪客》篇中有"肾有邪，其气留于两腘"的说法。因此，腘窝在中医诊断和治疗中扮演着重要的角色。

简单来讲，人体的组织器官各有自身的阴阳属性、位置、形状，如果不符合属性或改变了形状，那就是病态。比如腘窝应该是凹陷的，内在的皮肤、肌肉、血管、神经、淋巴等组织应该是柔软的，反之，如果腘窝变得凸起和坚硬，那就是由阴转阳，如同牝鸡司晨，表明不仅膝关节本身，而且与其相关的膀胱和肾等器官以及腰腿都出了问题。

所以在练习内家拳的桩功时，要求双膝微曲，体会蓄势待发、跃跃欲试的那种感觉。这时候，大腿和小腿肌肉会略微紧张发力，而腘窝相对放松，这样做不仅不会伤害膝关节，反而能促进腘窝局部气血周流。与之相反的有两个极端不良的站姿，一种是采取骑马蹲裆式或深蹲的姿势，这会伤到前面的膝关节、膑韧带。另外一种是直挺挺站立的军姿，这会使腘窝内股骨、肌腱和腓肠肌的肌腱僵硬紧绷，腘窝反凸，进而影响腰腿和泌尿生殖系统的功能。

　　临床上我们发现，腘窝反凸的患者一般都伴有腰肌劳损，严重的伴有腰椎间盘突出症。这是一种代偿反应，在腰肌不受力的时候，腘窝的肌腱分担受力来完成特定动作。一般好发于重体力劳动者，也有腰部受伤后未痊愈，转而习惯用腘窝肌腱持续替代受力者，还有就是长期行走、坐卧姿势不良的人，以及习惯坐软沙发、睡软床的人。其中最典型的是穿高跟鞋的女士，她们的足跟踮起，小腿紧绷，委中大筋凸起，乍看挺胸抬头、翘臀直腰，长久以后都会落下生殖系统和腰腿上的毛病。

　　还有一种情况就是腘窝长出异物，最常见的腘窝囊肿系膨胀的腓肠肌、半膜肌肌腱滑囊，该滑囊经常与后关节囊相通，临床上多见于中年以上人群，且男性多于女性。囊肿导致机械性伸膝和屈膝受限，疼痛较轻，紧张、膨胀感明显。其发病原因以骤然发力不当、外伤、浸水受寒居多，伴随筋缩团聚，有的连带血管形成蚯蚓状的静脉曲张。这种囊肿包裹严密、边界清晰，内容物腐秽、臭恶如同豆腐渣，可以手术剥离切除。

中医一般采取针刺、艾灸、点穴、按摩的方法调节腘窝的气血流通，达到调整全身气血的目的。确切地说，腘窝正中有委中穴、外侧有委阳穴、内侧有阴谷穴，这些都是人体的大穴，中医称之为合穴。所谓合穴就是在肘膝关节附近、经络气血汇聚的地方，可能真气充盈也可能邪气充盈。针刺、艾灸合穴，专治腑病。

委中穴位于人体的腘横纹中点，上当股二头肌肌腱与半腱肌肌腱的中间，下在腓肠肌内、外侧头之间。委中穴后布有股后皮神经，深层有胫神经和腘动脉、腘静脉。

浅刺委中穴，刺激的是足太阳膀胱经，古针灸家有"腰背委中求"之语，是指凡腰背部病症都可取委中穴治疗，临床上常用于治疗下肢痿弱、偏枯、酸楚、肿痛，小腿拘急、痉挛等症。急性腰扭伤所致的腰痛，常为跌仆、闪挫损伤筋脉所致，气血凝滞不通而作痛。委中穴可疏通太阳经气，泄脏腑之里热。

委中穴是足太阳膀胱经之合穴，足太阳膀胱经为少气多血之经。委中穴是刺血较为理想的穴位，故《针灸大成》称之为血郄。刺委中血郄浮络出血可治疗急性腰痛，《黄帝内经》的《素问·刺腰痛》篇有"足太阳脉令人腰痛，引项脊尻背如重状，刺其郄中太阳正经出血"。

深刺委中穴，刺激的是足少阴肾经。刺络出血可治伤暑、霍乱、吐泻；可清热泻火、引火下行、凉血、止血而止鼻衄。点、刺、拔罐出血；又能泄血分之热邪，清热利湿除风疹；疏阳邪火毒，除血分积热，解毒祛痰疗疔疮，且能舒筋活血止痹痛。

委中穴的外侧是委阳穴，在膝部、腘横纹上股二头肌腱的内侧缘。委阳穴与委中穴同属于足太阳膀胱经（见文后附图），所以同样能治疗腹满、小便不利、腰脊强痛和腿足挛痛。另外，委阳穴属于手少阳三焦经的下合穴，能兼顾治疗消化问题。《黄帝内经》的《灵枢·邪气脏腑病形》篇曰："三焦病者，腹气满，小腹尤坚，不得小便，窘急，溢则水，留即为胀。候在足太阳之外大络，大络在太阳少阳之间，亦见于脉，取委阳。"

委中穴的内侧是阴谷穴，它位于腘窝内侧，屈膝时，处于半腱肌肌腱与半膜肌肌腱之间。它是足少阴肾经的合穴，主治泌尿系统和生殖系统的疾患，比如男子的阳痿早泄，阴囊湿疹，前列腺增生、肥大、囊肿和肾结石；也可治女士的阴道瘙痒、白带漏下等。同时还能调节精神类疾患，比如躁狂症和抑郁症。《甲乙经》介绍阴谷主治范围包括："狂癫，脊内廉痛，溺难，阴痿不用，少腹急引阴及脚内廉。"

从自我保健的角度来讲，除了避免直立和深蹲伤害膝盖和腘窝以外，经常按揉腘窝，尤其是这里的三个主要穴位，松解拘挛结节，局部拍打出痧，都是排出窝藏邪气的有效方法。

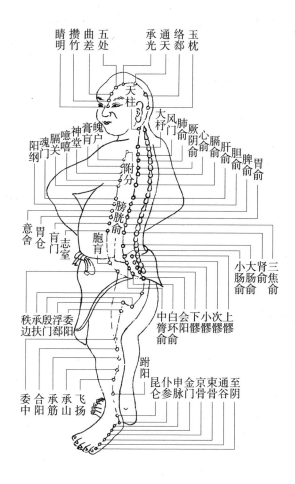

足太阳膀胱经图

晴明 攒竹 曲差 五处 承光 通天 络却 玉枕

天柱

大杼 风门 肺俞 厥阴俞 心俞 膈俞 肝俞 胆俞 脾俞 胃俞

魄户 膏肓 神堂 譩譆 膈关 魂门 阳纲

附分

膀胱俞

意舍 胃仓 肓门 志室 胞肓

小肠俞 大肠俞 肾俞 三焦俞

秩边 承扶 殷门 浮郄 委阳

中膂俞 白环俞 会阳 下髎 小髎 次髎 上髎

跗阳

昆仑 仆参 申脉 金门 京骨 束骨 通谷 至阴

委中 合阳 承筋 承山 飞扬

254

255

46

^{Jing} 胫

胫骨前面突出，内侧没有肌肉覆盖，磕碰以后没有缓冲，会产生剧烈疼痛。所以打架、比武、搏击的时候，胫骨经常会成为被攻击的目标，人因腿痛而失去支撑，自然也就落败了。

　　小腿有两根骨头，正面粗的叫胫骨，侧面细的叫腓骨。胫骨俗称迎面骨，古称骭骨、成骨。因为胫骨前面突出，内侧没有肌肉覆盖，磕碰以后没有缓冲，会产生剧烈疼痛，相信每个人都有过类似的经历和遭遇。所以打架、比武、搏击的时候，胫骨经常会成为被攻击的目标，人因腿痛而失去支撑，自然也就落败了。足球比赛中，场上队员都穿长袜，而长袜里面各塞一块长条的护腿板贴在胫骨面上，目的也是为了避免在激烈的拼抢、碰撞、铲断中伤及胫骨。

胫和颈字体相似，因为繁体字的"巠"有弯儿，这表示胫骨和颈椎都不是直的，而是有曲度的。从力学结构上讲，有曲度则有弹性，在受力的同时可减轻冲击、磨损。任谁的胫骨也不是直直一根棍儿，多少都有些侧弯。

很多人把常见的"O"形腿和"X"形腿当成胫骨的问题，其实不然，这主要与膝关节变形有关。"O"形腿俗称罗圈腿，医学上称之为膝内翻，走路呈外八字。"X"形腿在医学上称膝外翻，走路呈内八字。当人并拢双足、完全放松双腿直立时，大腿中段、膝关节、小腿中段、脚踝处应有4个接触点。相应的膝关节上、下方则有两个菱形的缝隙。而"O"形腿的人，大腿之间、小腿之间、膝关节之间则形成了一个连起来的大缝隙，犹如"O"的形状。而"X"形腿的人，双膝并拢以后，两个脚踝外展无法接触。

　　造成这两种畸形腿的主要原因是遗传和营养不良，外因是外伤和长久不良的姿势。西医归咎于佝偻病和软骨发育不良病，在治疗上采取器械和手术矫形。

　　中医则认为这是骨骼、骨髓系统的问题，与先天之本肾虚有关。很多人早在婴幼儿时期就会出现问题，中医称之为"五迟""五软"。五迟是指立迟、行迟、语迟、发迟、齿迟；五软是指头项软、口软、手软、足软、肌肉软。五迟以发育迟缓为特征，五软以痿软无力为主症，两者既可单独出现，也常互为并见。《张氏医通·婴儿门》指出，其病因是"皆胎弱也，良由父母精血不足，肾气虚弱，不能荣养而然"。中医的早期预防从优生优育、提高父母身体素质、保障先天禀赋着手。在治疗上，以调理脾胃、提高消化吸收功能为主，并使用补肾壮骨、添精益髓的药物和食物。

　　胫骨的发育和生长与肾及骨髓有密切的关系。换言之，肾精流失过度，首要表现在胫骨。遗精、滑精、手淫、房劳过度的人，最初的表现就是胫酸眩冒、头晕耳鸣。胫酸就是自觉胫骨酸困，注意不是小腿肚子肌肉发酸，而是骨髓空虚酸困，很多人进而演化为不安腿，没着没落，不知所措。有人通过不停地抖腿来缓解酸困。眩冒是指眼前发黑和头目如蒙蔽。

关于胫骨和骨髓还有个历史故事。据北魏郦道元《水经注》记载："老人晨将渡水，而沉吟难济。纣问其故，左右曰：'老者髓不实，故畏寒也。'纣乃于此斮①胫而视髓也。"说的是三千年前某个初冬的早晨，历史上著名的暴君商纣王看到一老夫涉水过河时不断沉吟、步履艰难。纣王感到很奇怪，便对身边的大臣们说："老汉为什么不断沉吟难涉呢？"大臣说："因为老汉的骨髓不满，清早天气冷，涉水更冷，所以沉吟难涉。"纣王不信，就命武士下水将老人抓去，当面将老人的胫骨砍断而视其髓。

据说当时纣王还在宠妃妲己的撺掇下，找来另一名青壮年涉水，见他果然不畏寒冷。作为对比参照，纣王下令同样砍断青年的胫骨，拿来和老人的腿骨比较骨髓充盈程度，以验证大臣的分析判断。

① 斮：音 zhuó，同"斫"，斩断之义。——编者注

纣王当年定都朝歌，即如今的河南省淇县，老人涉水的河本名肥泉河，就在城郊，由于纣王这个残暴的故事，这条河改名为折胫河，经常被人凭吊。纣王和妲己还有一则残暴的行径，就是当场剖开孕妇的肚子，来验证两人对胎儿性别的判断。商汤建国初期，宰相伊尹就告诫商王太甲"自作孽不可活"，可惜到了商朝末期，无人能救，只能自取灭亡了。

中医认为，人体重要的几条经络都从胫骨经过，因此熟悉并掌握胫骨结构对准确定位经络腧穴有重要的意义。

胫骨前面外侧被胫前肌覆盖，属于足阳明胃经。观察一个人的体毛生长，皮肤颜色和肌肉丰盈、瘦削、紧张、松弛程度有助于判断这个人胃的功能。胃经的几个大穴足三里、上巨虚、条口、下巨虚和丰隆，都与胫前肌、胫骨小裂孔和神经密切相关。

胫骨的内侧骨面为足厥阴肝经所过，尽管骨面被薄薄的皮肤覆盖，但是仍有两个肝经重要的穴位，即中都和蠡沟在此。此处受伤后不易愈合，也是臁疮的好发地。臁疮又名裙边疮、裤口毒，俗称老烂脚，是发生于小腿下部的慢性溃疡，其特点是疮面长久难以收口，或虽已收口但每因损伤而易复发。好发于长期从事站立工作或担负重物并伴有下肢静脉曲张的人。臁疮或可治愈，也有可能恶化发展成骨髓炎，甚至癌变。

胫骨后缘与比目鱼肌相连，是足太阴脾经循行所过，临床上发现，大多数血糖和血脂偏高的人，在胫骨骨肉连接处都有不同程度的结节，而且基本与脾经穴位对应，比如阴陵泉、地机、漏谷三阴交。所以自己按揉、艾灸或请专业医师针刺相关肌肉节点和穴位，都有助于改善相关症状和检查指标。

47

腨

Shuan

现代人浅薄粗糙，慢慢就把腨和腓混为一谈了。有人认为这么咬文嚼字、掉书袋是矫情显摆，其实不然，作为临床医生，不了解这两个字的区别，就有可能导致误诊、误治，加重病人的痛苦。

腨发音同"涮"，意思是小腿肚子。耑字是端的通假字。《说文解字》中有："腨，腓肠也。腨者、胫之一端。从肉，端声。"《黄帝内经》的《灵枢·寒热》篇中有："腓者，腨也。"

确切地说，胫骨后面的肌肉是腨，系腘窝下胫后隆起之肉，似肠在内，故名腨肠。腓骨后面的肌肉是腓，又名腓肠、腓腨。腓者，肥也。也就是说，小腿肚子正中和偏里的肌肉是腨，靠外的肌肉是腓。

从解剖学上看，腨肠的表层是腓肠肌，上端起于股骨内上髁；深层是比目鱼肌，起于胫骨上端后面。腓肠的表层也是腓肠肌，上端起于股骨外上髁；深层是比目鱼肌，起于腓骨上端后面。两处的腓肠肌在小腿中部接合，向下移则为粗壮的跟腱，止于跟骨结节。健壮的人或者普通人踮起脚尖，就能明显显现出这两条肌肉。两条肌肉在正中的接合点就是中医常用的膀胱经的承山穴。

古人分得很细，是因为发现这两条肌肉不仅位置不同，而且功能和内在联系的脏腑也不同。腨居中偏内，属于足太阳膀胱经的经脉和经筋；腓偏外，属足太阳经，还受足少阳胆经的影响。现代人浅薄粗糙，慢慢就把腨和腓混为一谈，逐渐连腨字都消亡湮灭了。

有人认为这么咬文嚼字、掉书袋是矫情显摆，其实不然，作为临床医生，不了解这两个字的区别，就有可能导致误诊、误治，加重病人的痛苦。比如生活中常见的腿肚子转筋疼痛，也就是腓肠肌痉挛，如果去看西医，一般都会告诉你是缺钙，让你回家吃钙片、喝牛奶；而让中医看，就有两种可能，一种是腨病，一种是腓病。腨病多因膀胱经受寒而起，而腓病多因胆经缺血而起。

《黄帝内经》的《灵枢·经脉》篇中说："膀胱足太阳之脉……下合腘中，以下贯腨内，出外踝之后，循京骨，至小趾外侧。"相关疾病有："是动则病冲头痛，目似脱，项如拔，脊痛，腰似折，髀不可以曲，腘如结，腨如裂，是为踝厥。是主筋所生病者，痔、疟、狂、癫疾、头囟项痛，目黄、泪出，鼽衄，项、背、腰、尻、腘、腨、脚皆痛，小趾不用。"

很多人腿肚子转筋都发生在凌晨，与蹬被子露脚有

扫描二维码，
了解如何预防腿脚受寒。

关。我上中学的时候在大同，冬天懒床舍不得离开热被窝，就伸出一条腿露着，一会儿腿肚子一抽筋，疼得一激灵蹦起来跳脚，顺便也就起床了。临床有体质虚弱、阳气不足的人，睡觉前都得穿袜子抱暖水袋，尤其在冬天。有的人睡一晚上都热乎不过来。有人以为这么凉的人那夏天用好了，其实呢，这种人夏天不仅不会凉，反而会燥热。他们是真正的冬凉夏暖，阴阳颠倒。

出现这种问题的外因是受寒，内因是自身阳气不足，尤其是足太阳膀胱经的阳气不足。可以用非药物疗法，如艾灸、热敷、熨烫和按摩的方法，而且不要只着眼于局部，膀胱经从头贯脚有 67 个穴位，针对腰背和腘窝的治疗都能有效缓解疼痛。服药的话必须用热性药材辛温发散。《伤寒杂病论》中有甘草干姜汤，专治"伤寒脉浮，自汗出，小便数，心烦，微恶寒，脚挛急"。中药很多都是药食同源的食材，生姜每个人家里都有，没有干姜可以用多年老姜，家里没有甘草也可以用红糖替代，这副药的口感和效果都好。

长期的痉挛会导致慢性的腨痛，该症多与形体结构改变有关，是多种疾病的临床表现之一。尤以坐骨神经病变引起者为多见，故腰椎间盘突出症、坐骨神经痛及梨状肌综合征等都可出现。此外，小腿肌筋膜炎及肌肉劳损亦是常见病因之一，中医的综合治疗都是快速有效的。

腓病导致的腿肚子转筋，主要原因是运动过量、局部缺血，与受寒无关。这个场景经常会在足球场上出现，运动员无缘无故倒地、屈腿、抱膝，大喊疼痛，旁边队友或对手赶紧过来帮忙，拉腿蹁脚底，不久即可缓解。现代医学研究发现，剧烈运动导致心肺供血不足的时候，人会自动从四肢抽血供应心肺，否则就会出现运动性猝死，所以腿肚子抽筋总比心肌缺血导致心梗强。

治疗这种腓肠肌痉挛需要及时适量补充体液，很多国家开发出很多运动饮料，就是基于这个原因。中医治疗也以食疗和药物疗法为主，辅助用按摩和针刺。中药治疗就不能用温热辛散的药物，相反需要用酸甘化阴、收敛滋润的药物。同时要配合降低运动或劳动的强度及持续时间。《伤寒杂病论》提供的解决方案是芍药甘草汤:"若厥愈足温者,更作芍药甘草汤与之,其脚即伸。"

腨和腓从两侧向中间交集合二为一,上下各有一个交点。上面的交点在腘窝下面,是个凹陷,中医称之为合阳穴,是从腰背下来的两条膀胱经的会合点。腰疼和腰肌劳损僵硬的人,往往会在这里形成一个筋结,按起来会很疼,按揉开能缓解腰背疼痛。下面的交点也是个凹陷,是中医的承山穴,按中医经络理论,膀胱经由此别出循行到肛门,所以针刺点按这个穴对痔疮有很好的治疗作用。

48

踝

Huai

脚踝大家都熟悉不过，本来不打算写，可是看到最近几年受韩风潮流的影响，无论男女都时兴不穿袜子或船形短袜，专门露出脚踝。于是忍不住"吐槽"。

脚踝大家都熟悉不过，本来不打算写，可是看到最近几年受韩风潮流的影响，无论男女都时兴不穿袜子或穿船形短袜，专门露出脚踝。于是忍不住"吐槽"几句，这和当年流行的穿露脐、露背装一样，病态的审美最终导致身心出现病态。

脚踝俗称脚脖子，有人说自己被水淹到脖子了，解救他的人到了，一看是淹到脚脖子。这虽是玩笑，但是说明了一点：脚踝和脖子有些类似的地方。脚踝关节和韧带的复杂程度不亚于脖子。内家拳讲究力由足起，足部的力量平时等同体重，发力行走、奔跑、旋转、跳跃时超过体重，这些力量都是通过脚踝来传导、分流到腿部和身躯的。脚踝不灵活就会导致力量分布不均，力量集中的局部就会损伤，力量不足的地方就会萎缩，进而上行影响到相关的肌肉、肌腱以及内在脏腑。

先说骨头。踝关节由胫骨、腓骨下端的关节面与距骨滑车构成。胫骨的下关节面及内、外踝关节面共同形成的"冂"字形的关节窝，容纳距骨滑车（关节头）。由于滑车关节面前宽后窄，当足背屈（足尖向上，足与小腿间的角度小于直角叫背屈）时，较宽的前部进入关节窝内，关节稳定；反之，在跖屈（足尖向下，足与小腿间的角度大于直角叫跖屈）时，足可做一定范围的侧方运动。

在生活中经常发生的崴脚，一般都出现在下楼梯、踩到坑里，或者穿高跟鞋行走不稳时。因为在跖屈时，滑车较窄的后部进入关节窝内，踝关节松动且能做侧方运动，此时容易发生扭伤。其中以内翻损伤最多见，因为外踝比内踝长且低，可阻止距骨过度外翻。

再说两条主要的韧带。踝关节关节囊前、后较薄，两侧较厚，并有韧带加强。位于关节内侧的胫侧副韧带，是一条强韧的三角形韧带，起自内踝，呈扇形向下止于距、跟、舟三骨。三角韧带主要限制足的背屈，前部纤维则限制足的跖屈。位于外侧的是腓侧副韧带，由从前往后排列的距腓前、跟腓、距腓后三条独立的韧带组成，联结于外踝与距骨、跟骨之间。距腓后韧带可防止小腿骨向前脱位。当足过度跖屈内翻时，易损伤距腓前韧带及跟腓韧带。

崴脚以后应及时做冷敷，将冷水浸泡过的毛巾放于患处，也可用冰块装入塑料袋内进行外敷。如果踝关节扭伤已超过一天，则可改用热敷疗法，可改善血液和淋巴液循环，有利于患处瘀血和渗出液的吸收。还可采用按摩和针刺疗法。在踝关节周围痛点上用手掌或手指揉摩，在远程对侧手腕相应针刺。需要注意的是，按摩治疗应在伤后一天以后应用，以免增加皮下出血。刚扭伤时，切忌用酒精、红花油或者膏药，因为这些都会使患处变热，使渗出和肿胀加重。当然，疼痛不能缓解的话就应该及时就医，避免因韧带撕裂或骨折而耽误和加重病情。

以前讲过，所有关节都是气血供应不足或气血难以通过的地方，所以膝关节带护膝、腕关节带护腕，踝关节用袜子包裹、覆盖等都是常识。让踝关节着凉受寒，损害的不仅是脚踝本身，而且是全身，特别是小腹脏器。

中医对踝关节认识很深刻，基于对解剖结构及体液、血液循环的分析，中医清楚地标明了脚部力量和气血沿脚踝上行传导的内侧路线（足三阴经脉），也标明了腿部肌肉、肌腱下行力量传导的外侧和脚面路线（足三阳经脉）在脚踝的6个受力点（穴位）。换言之，脚踝会影响到肝、脾、肾、胆、胃、膀胱6个脏腑。

除此之外，脚踝还是奇经八脉中4条重要的经脉，即阴跷脉、阳跷脉、阴维脉、阳维脉的起点。说来话长，我就挑 4 个重要的穴位简单介绍一下。

内踝后方与脚跟骨筋腱之间的凹陷处有一个大穴位叫作太谿。这是足少阴肾经的原穴，仔细摸能够感觉到动脉搏动，肾气虚的人脚腕冰凉，此处没有脉动。和太谿对应的，或者说扎针从太谿穿过去，就到了外踝脚跟骨筋腱之间的凹陷，这个穴叫作昆仑，属于足太阳膀胱经。遗精、手淫、房劳过度和堕胎过多的人，这里的筋肉都比较薄弱、虚冷。反之，肾精足的人这里的筋肉都比较厚实。

内踝骨正下方的骨缝里是阴跷脉的起点照海穴，阴跷脉通过内踝上行，沿大腿的内侧进入前阴部，沿躯干腹面上行，至胸部入于缺盆，上行于喉结旁足阳明经的人迎穴之前，到达鼻旁，连属眼内角，与足太阳经、阳跷脉会合而上行。照海穴也属于肾经，主要影响人的胸膈、咽喉、眼睛，与睡眠、情绪问题有关。

外踝骨正下方的骨缝里是阳跷脉的起点申脉穴，阳跷脉沿外踝后上行，经下肢外侧后缘上行至腹部。沿胸部后外侧，经肩部、颈外侧，上挟口角，到达眼内角。与足太阳经和阴跷脉会合，再沿足太阳经上行与足少阳经会合于项后的风池穴。申脉穴也属于膀胱经，主要影响身体运动的平衡，解决半身不平衡、不对称的问题。

人到中年以后，气血不足、受寒积累加上缺乏适量的活动，关节会逐渐变得僵硬，力和气的传导以及体液和血液循环都会变得衰弱，同时伴随着全身脏器功能的衰退。就脚踝而言，很多人的脚踝只能前后屈伸，左右活动的范围变得很小，几乎消失。临床做脚踝检查时，会发现很多中年人的脚踝冰凉，关节周围都有局部肿胀或增生结节，轻微的触碰就会带来剧烈的疼痛。经过医生的手法按摩、推拿或针刺以后，其脚踝活动范围恢复正常，平素冰凉的手脚都会变得温暖。甚至女性的痛经和带下病，以及中老年人的花眼、失眠、漏尿、夜尿过多都因此得到了改善。这其实就是通过刺激脚踝相关穴位，使经络血脉得以通畅。

既然知道了这些，您还是穿好袜子，保护好脚踝吧！

49

Zhi 趾

脚气俗称香港脚，医学上称之为足癣，系真菌感染引起。中医治疗首先要建议患者穿透气、保暖的鞋袜，其次，通过针刺、艾灸和中药治疗，改善气血运行，提高脚趾末梢的温度。

绝大多数人每只脚有五个脚趾，个别人天生会有一只脚或双脚长出六个脚趾，还有人天生有六根手指。这是人类在遗传过程中出现的变异。用现代生物学的相关知识来说，这种情况属于常染色体遗传。常染色体遗传又分为显性遗传和隐性遗传。与六趾相关的基因在 X 染色体上，遗传可能性较高，如果近亲结婚，后代患该病的概率更高。假如该病患者是男性，那么他与正常女性所生后代得该病的概率是 50%；假如该患者是女性，则分完全显性和不完全显性两种：完全显性患者所生子女患该病的概率是 100%；不完全显性患者与正常男性结合所生孩子得该病的概率为 50%。如果把绝大多数人作为标准的话，这种六趾或六指的情况被称为畸形，患者及其家人容易产生自卑感，一般要在婴幼儿时期通过手术切除多余的脚趾或手指。没有条件切除的，一般都是遮遮掩掩，不示与人。

另一个显著的遗传特征表现在小脚趾的指甲上，据说汉人的小脚趾指甲分两瓣，而匈奴人或异族人的小脚趾指甲是完整的一块。专业的说法管两瓣小脚趾指甲叫作跰趾，又称"复甲""跰甲"，在医学上称作瓣状甲或小脚趾复形。瓣状甲是一个常染色体显性性状，复旦大学公共卫生学院流行病研究室经调查推测，瓣状甲这种遗传性状可能是 5 000 年前华夏民族就有的一个生理性状。现在说来，中华民族历经战乱融合，民族已经是文化概念而非生物学概念，搞生物血统论没有意义。

一般人关注脚趾大多是因为患了脚气，早期往往是先单侧脚的趾腹和趾侧出现水疱糜烂和瘙痒渗出，数周或数月后会感染到对侧，两只脚同时患病。脚气最常见于第3和第4趾间，足底亦可出现，起初为深在性小水疱，后来可逐渐融合成大疱。

脚气俗称香港脚，医学上称之为足癣，系真菌感染引起。足癣的皮肤损害有一特点，即边界清楚，可逐渐向外扩展。因病情发展或搔抓，可出现糜烂、渗液，甚至细菌感染出现脓疱等。现代医学以杀灭真菌为目的，开发了很多特效药物，但是随之而来的问题是，耐药的真菌越来越多，药物很快也就失效了。另外一个不可避免的问题就是，杀菌、抗菌药的毒副作用对人的伤害很大。

中医治病不以消灭、铲除病因为目的，因为真菌杀不绝也灭不掉，它在地球上的存在时间比人类久得多，是"打不死的小强"。中医是用改变真菌生存条件的方法达到治病救人的目的。就像蘑菇，喜欢潮湿、不透气、阴冷、富于营养的环境，有阳光、有风、干燥、贫瘠的地方是不会长出蘑菇的，即便那里有大量的真菌孢子存在。中医治疗首先要建议患者穿透气、保暖的鞋袜，皮鞋和丝袜不吸汗、不透气，是最容易引发脚气的。其次，通过针刺、艾灸和中药治疗，改善气血运行，提高脚趾末梢的温度。因为很多人的双脚，特别是脚趾尤为冰凉潮湿，脚气患者基本上都是这样，这非常不利于正气抵御外邪。最后，控制饮食，限制高营养品摄入，提高消化功能，清除、化解、排泄患者体内的湿浊，不再为患处真菌提供培养基和营养液。这种治病求本的方法才能治愈脚气。

中医的整体观念把脚趾与全身脏腑的功能状态紧密联系在一起，平素脚趾干燥，甚至脱皮、脱屑、干燥、皲裂的人，经过中医治疗调养以后，脚趾间或脚底足踵的干燥皮肤会变得逐渐湿润，甚至会出现糜烂、渗出和瘙痒，中医认为这是湿浊下流的排病反应。相反，本身有脚气的患者用了强烈的杀菌或干燥药物，特别是治脚气鞋垫以后，表面上脚气好了，但是随之出现了哮喘、咳嗽，甚至卵巢、子宫、前列腺出现了癌症病变，中医认为这是封闭了邪气外出的道路所致，也是中医解释抗真菌药物的毒副作用的一种思路。

中医认为，5根脚趾分别隶属于不同的脏腑，相互作用、相互影响。

小脚趾内侧属于足少阴肾经，外侧属于足太阳膀胱经。临床上通过针刺或艾灸双侧小脚趾指甲根部外侧（至阴穴）能够有效治疗孕妇的胎位不正。让怀孕7个月以上的孕妇排空小便后取仰卧位，宽衣解带，医生将灸用艾条点燃端对准两侧至阴穴灸，以孕妇感觉足小趾外侧温热但不灼痛为宜。孕妇感觉有温热感从足小趾沿脚外侧面向外踝方向传导，胎儿在腹内频繁活动并有转动时计时艾灸20分钟。每天一次，配合孕检，直到胎位正常为止。从西医神经反射的角度看，至阴穴下分布有来自腰4至骶5神经根的腓浅神经分支，通过艾灸刺激可使其治疗信息达到相应的腰4至骶5脊髓神经阶段，调节内脏的植物神经功能，改善子宫平滑肌的收缩，引起宫缩进而矫正胎位。

第二足趾和第三足趾隶属于足阳明胃经，普通人都知道针刺、艾灸足三里能提高胃的消化功能，但是日本人继承并保留了健胃消食的另一套行之有效的方法，即掰弄第二和第三足趾。练习的方法有很多，比如练习脚趾抓地，做此动作时可赤脚或穿柔软的平底鞋，每日可重复多次。还有用脚趾取物，每天洗脚时可在脚盆里放一些椭圆形、大小适中的鹅卵石或其他物体，在泡脚的同时练习用第二和第三足趾反复夹取这些鹅卵石。还有手动扳脚趾，趁休息时可反复将脚趾往上扳或往下扳，同时配合按摩第二和第三足趾趾缝间的内庭穴。对于消化不良，比如有口臭、便秘症状，或是腹泻、受凉或进食生冷食物后胃痛加重的患者都即时有效。

大脚趾外侧隶属于肝，内侧隶属于脾。对于平时有贫血、月经漏下淋漓不止的人，可以用艾灸、按摩或针刺足大趾内侧指甲根部的隐白穴。对于平素脾气暴躁、易怒、易激惹、血压偏高的人，或月经量多、经期提前的人，可以刺激其足大趾外侧指甲根部肝经的大敦穴。灰指甲一般好发于大脚趾。对于有灰指甲的人，中医认为是肝血不足、脾不统血、外邪相干，可以每天睡前用山西陈醋浸泡、外敷，配合内在调养肝脾，可以治愈疾病且没有毒副作用。

50

Jin Ye

津液

中国人历来主张喝开水、喝温水，除了卫生、消毒、灭菌的因素外，喝热水能方便人体消化吸收，快速促进津液生成。喝水并不直接解渴，生津才能止渴。只要能生津，不喝水也能解渴。

　　地球表面 70% 都是水，人的体重 70% 以上也是水。前者说的是面积，后者说的是质量，两者本不相干，但一般人常举例用来晓之以理，说明天、地、人相感相应的道理。

　　确切地说，占人体体重七成以上的并不是水，而是体液。你刚喝了一瓶水停留在胃里，或者你憋了一泡尿存在膀胱里，这就不能算是体液。前者有待人身转化、吸收变成体液，而后者则是体液代谢以后排出的废水，有待排出或被吸收再利用。

当今社会，无论上智还是下愚，大多用简单、粗暴的思维，把水等同于体液，把人当成了试管，以为灌进去水就会直接变成体液，所以就出现了无论大事小事、何种疾病，多喝水都是万能利器，甚至衍生出了每天要喝 8 杯水、早晨起来先喝一杯水等诸多养生保健的谬论。

其实用脚趾想想都会明白，水需要被温暖、消化、过滤、吸收以后才能变成体液。

首先，水与体液最显著的区别就是温度，人的体温是 36.5 摄氏度，你喝冷水、冰水，或者直接嚼冰都需要用肠胃把它融化、加热到与体温相同的温度才能被吸收利用。这需要消耗人体内部的热量，碰上肠胃温度低的人或一时喝进大量冷饮的情况，冷水暂时不能被加热，反而会冷却、降低周围组织的温度，造成组织液的凝滞，阻碍腺体的分泌。具体过程和数据可以参考冰敷的效果。最终的结果就是，喝冷水不仅不能补充体液，反而阻碍了体液的循环，出现越喝越渴的情况，或者出现胃里"咣咣"有存水，而口腔却极度干燥的症状。中医称之为水气病，日本汉方医生直接称之为水毒。

中国人历来主张喝开水、喝温水，除了卫生、消毒、灭菌的因素外，喝热水能方便人体消化吸收，快速促进津液生成。喝水并不直接解渴，生津才能止渴。只要能生津，不喝水也能解渴。想想望梅止渴的故事就不难明白其中的道理。相较于喝冰水，喝热水不仅不会消耗肠胃能量，反而能补充热量，一方面补充水分，另一方面促进体液代谢循环。"津津有味""津津乐道"就是体液得到补充的表现。

早年间没有冰箱，北京人在三九天凿冰、切块存放在房山的溶洞里，到了夏天拉到城里去卖。赶马车运输冰块的人一路辛苦颠簸，燥热焦渴难耐，进了城往往都要敲开街坊或茶铺的门向主人或店家讨口热水、热茶喝，喝完了作为回报，敲下几块冰给恩主。

拉车的人自己车上有冰，为什么不去吃冰解渴呢？搁现在，谁都不理解，夏天大家不都是买冰棍儿、冰激凌吃吗？其实没啥不好理解的，吃冰棍儿解决的是心理问题，吃冰棍儿不解渴，甚至越吃越渴的感觉估计谁都有过。

天热时喝杯热茶，回甘的感觉就是有了唾液分泌，再喝，头面、体表轻发汗，发散燥热。继续喝，腋下生风的感觉就是腋窝出汗了。腋窝是手少阴心经第一个穴位极泉穴的所在，这里出汗或分泌出狐臭黏液，扰心的热毒就有了发泄出口，内心的燥热烦闷就会消散，达到"心静自然凉"的目的。

同样的道理，夏天闷热潮湿的时候你可以图一时痛快冲个凉水澡，洗过之后会感到长时间的燥热；而同样状态下洗个热水澡，换来的却是长时间的清凉。

现在又有个别人叫嚣指责说，中国人喝温水和开水是陋习，是早年间卫生条件差、灭菌消毒不严格的产物，现在卫生条件好了，就要学外国人喝冰水、喝凉水，甚至提出月经和产后喝凉水、喝冰水也没事。这种无视人种、种族差异，骤然改变几千年来形成的饮食和生活习惯的做法，只能带来灾难性的后果。

事实上，中国人到北美留学或工作生活，一般不到两年都会罹患花粉症，这和饮食习惯的改变有直接关系。在美国，日常生活中接触的都是冰水，有些学生为了喝热水带保温杯上学都不被允许，因为学校担心热水会造成烫伤。再加上冷饮，尤其是碳酸冷饮和冰牛奶的摄入，使得中国人温暖的肠胃逐渐冷却，胃肠道腺体分泌功能衰退，肠道各种消化酶遇冷活性降低，这就造成了很多营养物质未被充分分解、消化就被吸收，成为过敏原，诱发人体变态反应，出现各种过敏症状。

在现代医学对抗性的诊疗思路指导下，医生不让患者反思自身饮食习惯的问题，而是去查找过敏原，找出一个个的敌人，然后就建议患者尽量不去接触、呼吸或摄入相关物质。可是无论医患都没想过，为什么以前不过敏，现在却过敏了？应当追究过敏原的责任，还是追究受体的责任？现代医学治疗过敏性疾病的思路也很可笑，只是压制人体的过敏反应。所以，很多所谓的抗过敏药都有严重的副作用，造成人反应迟钝、嗜睡，甚至昏迷。北美也出现了很多因驾驶员服用抗过敏药而打瞌睡诱发的车祸事故。

事实上，很多过敏患者在回国以后过敏的症状就逐渐减弱，甚至不治而愈。原因不是过敏原消失了，而是因为饮食生冷的习惯得以纠正。

不渴不喝，喝必热饮，饮则三口，是为有品。不是穷讲究，而是这么喝水才能把水快速转化为津液。外国人很难理解中国人喝功夫茶的杯子为什么那么小，贾宝玉也把"咕嘟"喝水的刘姥姥称为牛饮。这不是文化差异，是进化差异。

扫描二维码，
了解过敏是怎么回事。

　　与喝冰水的人不同，有人走向了另一个极端，就是习惯喝滚烫的水。现代医学发现，这种人的口腔癌、食道癌和胃癌的发病率远远高出普通人。这一论断也吓坏了很多人，他们因此不敢再去喝开水。

　　其实这一论断是典型的颠倒因果，不是习惯喝开水的人容易得癌症，而是容易得食道癌、胃癌的人喜欢喝滚烫的水。

　　中医诊疗超越了物质层面，进入了能量和信息的高度，因此虚、实、寒、热的概念贯穿始终。人的体质不同，对寒、热、温、凉的感觉体会也不同，有的人皮糙肉厚，有的人弱不禁风。临床上看到很多阴寒内盛的患者，自述无论多热的饭菜、汤水喝到嘴里就能变凉。这些人经过治疗，吐出很多冰凉的黏痰浊涎以后，这种阴寒的状态和感觉才会消失。而这个问题不解决，就会为肿瘤滋生提供合适的条件。

　　津液不同于饮进去的水的第二个特点是，水饮必须经过胃肠黏膜过滤以后才能初步变成人的体液，这也是人体主动消化和吸收的一个过程。

胃肠黏膜本身就是一道防线，如同国家的边防检查的功能一样，过滤、吸收自己需要的，排斥对自己不利的东西。同时这道防线也管控着体内的津液外流，禁止或有限度地分泌、渗出津液。可以想见，如果这道防线失灵，相当于没有边防、国门洞开、精英流失、外邪乱入，身体之国也就危在旦夕了。

人身六腑中的三个腑，胃、小肠和大肠承担了主要的消化和吸收功能。《黄帝内经》说，胃是"仓廪之官，五味出焉"，小肠是"受盛之官，化物出焉"。小肠能够"泌别清浊"，是最主要的吸收器官。大肠是"传导之官，变化出焉"。

水饮入口后，口腔和咽喉乃至食道黏膜都会被滋润，会少量吸收水分。水饮入胃，被胃温暖柔化，送到小肠。胃主要是分泌黏液和胃酸，付出多、吸收少。胃壁偏厚，并不直接吸收水分。很多人饮水过多或单位时间喝水太多，会将大量水液存储在胃中，稍微一动，就能听见肚子里的"咣咣"水响。这样做会把胃壁平滑肌拉长,时间长了会造成胃壁弛缓或胃下垂。有些人被诊断为瀑布型胃,大多是饮食不节造成的。

更大的痛苦是,这些人喝了一肚子水,但是不被消化吸收,口中还是焦渴难耐,这就是水气病,发展严重了,先伤胃、后伤心。久而久之,患者会舌头胖大出现齿痕,还会出现很多心脏病症状,比如心慌心悸、胸闷胸痛,甚至心痛彻背、背痛彻心等。

除了提醒患者本人必须要改变不良的饮水习惯外,中医治疗水气病主要用温阳利水的方法,代表方剂有苓桂术甘汤、五苓散和真武汤,也可以艾灸或点按、针刺水分穴,具体要在医生指导下使用。

有意思的是,古人发现了能促进水饮被消化、吸收、代谢的方法,这个方法就是人工制造甘澜水,在《汤液经法》乃至后世的《伤寒杂病论》中有详细的论述。具体做甘澜水的方法是:取水二斗,置大盆内,以杓扬之,水上有珠子五六千颗相逐,取用之。从精气的角度来讲,这是将人气注入到了水中，使水的能量更丰富、更灵动，从物质层面上讲，这样做打破了水的分子团和长链分子，使得水分子更容易渗透进入到人体。

小肠是真正吸收水饮的器官，小肠壁薄，血管和淋巴管丰富，小肠又容纳了丰富的消化液和消化酶，这些活力元素溶解在饮食中，再被小肠温化吸收，水饮就脱胎换骨变成了真正的津液。

大肠是吸收、挽留水饮的最后一道防线，残渣余孽、浊水污物在大肠中被腐蚀发酵，化腐朽为神奇，是制造精气的主要场所。很多人视大肠为污秽场所，每天和大便较劲，恨不得天天洗肠、清肠，殊不知没有粪便的发酵滋生，人会少了一大半精血来源。连好汉都经不住三泡稀。

利用结肠和直肠黏膜吸收水分和药物，就是现代医学用的肛门栓剂和灌肠疗法的基本原理。水分和药物通过直肠上静脉，经门静脉进入肝脏代谢后再循环至全身；也可以通过直肠中静脉和直肠下静脉及肛管静脉，绕过肝脏直接进入血液大循环；还可以通过直肠淋巴系统吸收后，经乳池、胸导管进入血液循环。直肠给药的好处是：防止或减少药物对肝脏的毒副作用。

我喜欢看《荒野求生》节目，其中有一集讲的是贝尔来到海上鸟岛，没有干净的淡水，只有和鸟粪混杂在一起的雨水。这种水如果喝了，只能引起强烈的呕吐，别说补充体液，恐怕还会流失更多的体液。贝尔是个行家里手，他用饮料瓶灌上收集来的鸟粪水，然后接上胶皮管，插到自己的肛门里面做灌肠，这同样能利用直肠黏膜过滤、吸收水液，而且都是粪，谁也不嫌弃谁，人没有恶心、痛苦的反应。这个方法值得在应急的状态下借鉴使用。

水饮经过胃肠道温暖、过滤、消化、吸收进入人体成为津液，津液进一步被细胞吸收成为细胞液，被淋巴管吸收成为淋巴液，被血管吸收成为血液，被骨骼吸收深入骨孔成为骨髓、脑脊液、脑髓。稀薄清澈的体液被称为津，黏稠的被称为液。

津液被人体吸收利用以后，重新组合并通过腺体分泌出来，为人体利用。比如，肝脏分泌出胆汁，平时储存在胆囊中。胰腺分泌胰液，内含丰富的消化酶，当人进食的时候在十二指肠排出，在小肠中参与食物的消化、分解。再比如，胃壁分泌胃酸和黏液，胃酸用于软化和分解食物中的纤维，胃黏液用于保护胃壁不受胃酸和消化酶的腐蚀。大肠、小肠的肠壁本身也有类似的分泌物，平时用于保护黏膜、滋养益生菌，病时可携带毒邪排出体外。

对外而言，眼睛有泪腺，人激动和感动的时候无论是悲伤还是高兴，眼睛都会变得湿润，眼泪夺眶而出。还有的眼泪通过鼻泪管流到鼻子里，搞得人涕泪交流，进一步通过鼻咽管流到嘴里，使人尝到眼泪的苦、涩和咸。人的气管、支气管、咽喉、鼻腔平时分泌黏液滋润黏膜，通过纤毛蠕动排出痰涎、鼻涕。若没有津液的滋润，鼻腔干燥出血，呼吸就会变得艰难、痛苦。

人最重要的津液来自唾液腺，小的唾液腺散在口腔黏膜内，如唇腺、颊腺、腭腺、舌腺。大的唾液腺包括腮腺、下颌下腺和舌下腺，共 3 对。唾液的 70% 由下颌下腺分泌，25% 由腮腺分泌，5% 由舌下腺分泌。唾液中的水和黏液起润滑口腔的作用，唾液淀粉酶可分解食物中的淀粉。唾液中还含有溶菌酶。正常情况下，唾液一天的分泌量为 1～1.5 升，唾液不仅对消化有很大作用，还与味觉、语言、吞咽等功能，以及口腔卫生、保护黏膜和龋病预防有密切关系。

人体津液最大的分泌代谢腺体是汗腺，它们遍布全身的皮肤中，汗腺是单曲管状腺，分泌部为较粗的管，位于真皮深层和皮下组织中，盘曲成团，管腔小。导管较细而直，开口于皮肤表面。汗腺细胞分泌的汗液除含大量水分外，还含钠、钾、氯、乳酸盐和尿素。汗液分泌（出汗）是身体散热的主要方式，对调节体温起重要作用。外界温度高时汗腺分泌旺盛，可散发身体大量的热。

人体还有几种大的汗腺，主要分布在腋窝、乳晕和阴部等处。这种腺体与上述的外泌汗腺不同，分泌物为较黏稠的乳状液，含蛋白质、碳水化合物和脂类等，分泌物被细菌分解后会产生特别的气味。分泌过盛而致气味过浓时，则会发生狐臭。这种腺体在性成熟前呈静止状态，青春期后由于受性激素的刺激，分泌活跃。

说到津液就不能不提到乳汁。中医认为，乳汁是母体精血所化，是滋养哺育婴儿的最重要营养物质。乳汁无疑由乳腺分泌，女性分娩以后乳腺能够在催乳素的作用下分泌乳汁。乳房腺体由 15~20 个腺叶组成，每一腺叶分成若干个腺小叶，每一腺小叶又由 10~100 个腺泡组成，这些腺泡紧密地排列在小乳管周围，腺泡的开口与小乳管相连。一般哺乳期的妇女处于闭经状态，人的精血是有限的，无法同时支撑两个方面的损耗，月经来潮只能意味着乳汁的下降，所以我们一般建议产妇在月经来潮后及时断奶。

人体的津液还包括生殖腺的分泌物，比如男性的前列腺液和精液，以及女性的前庭大腺和带下。中医认为，肾主水，这个水就包含脊髓、脑髓、血液、体液等，这些都是肾精所化，不能轻易流失。

人体代谢以后产生的废液、废水主要是通过肾脏过滤，通过输尿管排泄到膀胱暂时储存，如果需要，这些储存在膀胱内的废水还可以被人体再吸收利用，中医称之为蒸腾汽化。

正常人体津液的升降出入，有赖于气的推动，中医称之为卫气，推动血液在血管内循环的气称为营气。营行脉中、卫行脉外，营卫调和，人体就能正常运转。卫气并不神秘，它有三个来源。首先是呼吸进来的精气，以及呼吸本身产生的动力和节奏。道家把呼吸称为橐龠，一张一弛、一呼一吸产生的力量推动了津液的循环和运行。中医发现并标记了这些津液循行的路径和规律，称之为经络，十二正经就起于肺，循环全身。其次，卫气来源于食物中的能量，水谷中的剽悍之气被人吸收、利用变成卫气，温暖、推动津液运行。最后，卫气来源于下焦的元气，也就是人体先天之精化生的动力和能量。

换言之，如果没有气的推动，人体的津液就会全部或局部变成一潭死水，"流水不腐，户枢不蠹"，否则正常的津液就会变成痰涎、冷饮，这些病理产物又会变成致病物质，阻碍气机，化生瘀血，进一步戕害人体。

　　遗憾的是，现代人只关心血液成分和循环运行情况，而忽略体液成分和体液循环。事实上，血液出问题之前必是体液先出问题，血液四高（血压高、血糖高、尿酸高、血脂高）之前，体液成分肯定先出问题。因此，谨慎饮水、输液，促进津液的代谢、升降出入，防止废水、废液、痰涎的生成，及时化痰散结、蠲饮利水，是养生保健、早期预防、治未病的关键。

51

唾液

Tuo Ye

既然唾液能促进伤口愈合，那么口腔溃疡的患者，伤口无论是长在舌头上还是口唇内，整天都泡在唾液里面，为什么不仅不能马上愈合，还反复发作呢？答案只有一个，那就是唾液成分出了问题。

　　人和动物都有一种本能，就是受伤以后会用舌头舔舐伤口。事实也证明，人和动物的唾液中含有多种酶和活性因子，能够促进伤口愈合。舔舐是在用唾液清洗伤口，至于唾液能杀菌和消毒的作用只能是姑妄言之、姑妄听之。真正杀菌、抗病毒还得靠体内的正气，比如说免疫系统。况且有些病毒、细菌就是通过唾液传播的，估计这些唾液对动物本体无大碍，但对别人就是异类、异物。

既然如此，那么问题就来了。既然唾液能促进伤口愈合，那么口腔溃疡的患者，伤口无论是长在舌头上还是口唇内，整天都泡在唾液里面，为什么不仅不能马上愈合，还反复发作呢？

答案只有一个，那就是唾液成分出了问题。简言之就是唾液变成了涎液，精变成了浊。唾液本身没有了酶，不能消化和分解食物，同样也缺乏活性因子，所以也就失去了保护、滋润口腔黏膜和舌面上味蕾的作用，导致黏膜出现溃烂创面，且经久不愈。其实不光是口腔溃疡的问题，唾液质量下降后，人的牙齿、牙龈也会出现问题。人的口气多半也是受唾液影响的，健康的人唾液清澈、口气清新甜香；相反，口气恶臭、酸腐的人，脾胃功能衰弱，肾精浊沉，导致唾液异常。

扫描二维码，
了解口腔溃疡与唾液的关系。

那么想根治溃疡或顽固性口腔溃疡，预防龋齿、牙周病、保持口气清新，方法只有一个，就是改善唾液成分、恢复唾液活性、提高唾液质量。现代医学为干燥综合征没有唾液的患者配制了人工唾液，并且建议患者吃流质食物。中医认为，要治病求本，若不恢复唾液的制造功能就只能是掩耳盗铃。

中医秉承道家的时空观和方法论，善于从流溯源，整体观和普遍联系贯穿在中医的理论和实践当中，所以，中医解决唾液问题的思路不是在唾液腺上动手脚，而是到人的小肚子上做文章。这让人很费解，因为人们普遍接受的是现代科学研究、分析问题的方法，但这种方法有个致命的问题就是无限细分，只见树木不见森林，缺乏宏观的视野和把握。

相传，牛顿养了两只猫，一大一小。为了让猫出入方便，牛顿就在门上为猫掏了两个洞，一大一小。大猫走大洞，小猫走小洞，牛顿挺高兴。按常识来讲，普通人只会在门上掏一个洞，让大猫小猫都能走。总是一分为二不会合二为一是科学研究的特点，也变成了科学家的特点。

具体到津液和唾液的问题上，科学家也总是在细分。研究各种腺体分泌的情况时，忘了所有人的眼泪、鼻涕和唾液等，都源于总的津液，中医称之为水，而统管水代谢的脏腑就是肾。五行之中肾主水就是这个意思。这个水渗入骨头、脊柱、头颅就是骨髓和脑髓，渗入血管就是血液，流出体外就是涕、泪、涎、唾。

因此，当中医观察到鼻窦炎患者流失大量的浓稠鼻涕，并伴有剧烈头痛和记忆力下降时，中医称之为"脑漏"，意思是：本来是人体精髓的体液流失了。某些理工男斥之为无稽之谈，因为按照他的大猫进大洞、小猫进小洞的思维方式，除非找到一根管子连着脑髓和鼻腔，不然绝不会承认是脑漏。其实学学解剖、看看人的鼻腔附近的鼻窦（额窦、蝶窦）中那些充满空隙的腔室，就知道液体都是从那里渗透出来的。骨头中的骨髓也没有管子通向外面，都是通过骨头渗出、渗入的。

归根结底，人的体液是相通的，总量是恒定的，任何窍道或腺体的流失，都会影响到总体肾精，差别就在于远近和程度了。过度出汗，无论是汗蒸、跑步还是服药，最终都会伤到阴血，所以中医有血汗同源、汗为心之液的说法。女子堕胎和白带过多，男子遗精、滑精过多同样会流失肾精，最终影响到全身体液的质量和流量。

回来再说唾液。唾液是由唾液腺分泌的，但是总体控制唾液的还是肾，肾精足且阳气旺盛之人的津液是清亮、流动、温暖的，唾液中天然含有活性酶和活性因子，这才是源头活水。

中医认为，保证肾精充盈和通畅的关键是保持小肚子丹田（关元穴）温暖，另外要保障冲脉、任脉的通畅。这两条经脉都起源于丹田，沿腹部正中线上行到口唇、口周，冲脉为血海，本身就是肾经，任主胞胎。一般来讲，造成人口水、唾液匮乏或质量下降的原因有两个，一个是小腹空虚，肾精不足；另一个就是吃得太多，堵塞了中焦，冲脉和任脉上不来。这两条经脉不通，肾精上不来也不会有唾液，即便有也是痰涎，没有什么活力。

正常的人也需要外界刺激才能促进唾液的分泌，比如闻到了食物的香气不仅会食指大动，还会垂涎三尺。

听到了某种事件并产生联想，也会促进唾液分泌，比如望梅止渴。对于这种无形的影响，中医认为是调动了人的神气，从而产生动力促进腺体分泌。人能看到的是唾液的分泌，其实饥肠辘辘本身就说明胃、胆、胰腺、大肠、小肠都在分泌消化液，准备好了消化食物。

遗憾的是，现在的人普遍营养过剩，很多人大腹便便、口臭黏黏，根本忘记了饥的滋味。由于这些人消化、转化的能力和效率太低，吃得虽多，但人体需要的营养不足，所以他们总是觉得饿，总是凭着本能去吃、去充填饱满，造成恶性循环。

我们建议人不饥不食，食饮有节，应时当令。其实还有更简单的可提高人体消化、吸收效率及能力的方法，那就是回归自然，效仿动物。吃任何东西前都要闻一闻，没有香气就不吃。自己感冒了，鼻子不通失嗅了就不吃。为什么？因为闻不到香味，体内消化腺就不好好工作，吃进去沉甸甸地堵着，没有唾液润滑它、没有动力推动它。

52

痰涎

Tan Xian

外界环境恶劣而诱发人生痰的因素，首先是空气污染，其次是饮食污浊。即便是干净的食物，如果五味过于偏盛，也会刺激人体分泌黏液，特别是过于辛辣或者过咸的食物。

随地吐痰当然是陋习，但是有没有人深想一步，国人为什么这么多痰？

痰涎是体内黏膜分泌的，分应激被动分泌和主动渗出两种。说白了，应激被动分泌就是自身没毛病，而外在环境恶劣，人体被迫分泌黏液以求自保。主动渗出是自身营养过剩，体液饱和污浊，通过渗出黏液排痰来自保。外界环境恶劣而诱发人生痰的因素，首先是空气污染，其次是饮食污浊。

当人呼吸到干燥、肮脏、刺激、有粉尘的，甚至是有毒的空气时，鼻腔黏膜、上呼吸道气管和支气管就会自动分泌黏液。黏液可以黏附大量粉尘颗粒，还能加温、湿润空气，以保证肺泡不受伤害。如果对肺的保护不力或外界环境过于恶劣，比如粉尘颗粒过大，积攒多了，人就会得尘肺病；颗粒过小的粉尘直接入血，会伤害免疫系统和循环系统。这样看来，黏液、痰涎就是一道屏障。

这些裹挟着肮脏秽物的黏液，通过擤鼻涕排出或者通过鼻咽管从口中吐出，就是痰涎。我小时候在大同长大，那时候还没有煤气，家家户户都烧煤。上中学时早晨跑完步了，鼻孔都是黑的，吐出的痰也是黑的。现在大同环境好多了，蓝天白云，成了宜居城市。

有人说抽烟有好处，能促进排痰。这其实是谬论，把特点当优点，把因果颠倒了。抽烟导致生痰，这就是应激性被动反应，而不是通过抽烟把肺里的痰排出来。其实每个人都有感觉，到了一个空气清新的地方便很少有痰，即便是烟鬼，也很少会有抽烟的欲望，原因就是在这种环境下不需要刺激，就像人食欲好时吃饭不需要太多佐料一样。

导致被动应激生痰的另外一个主要原因就是饮食污浊，这时是口腔和食道乃至胃壁都在分泌黏液，以中和、稀释或黏附有毒有害的食物、饮料，以便通过咽喉、口腔嗽出体外。

即便是干净的食物，如果五味过于偏盛，也会刺激人体分泌黏液，特别是过于辛辣或者过咸的食物。如果食物本身有问题，比如食材变质，味精、鸡精或其他添加剂过多，使用了地沟油等，更会导致黏液分泌过多或反应过于激烈，通过喉咽反射刺激神经，把嗽痰、吐痰变成呕吐，痰涎、胃液甚至胆汁会连同食物一并排出。

我不愿意到外面吃饭的主要原因之一就是害怕食品

添加剂，我自己的鼻子和嘴都比较刁，闻着不对会恶心，当然也就不吃了。闻了没事儿，吃一口不对，也会马上吐出。否则吃下去就会不停地漾出痰涎，不停地吐痰。当然，有人会说这是矫情，其实呢，健康的人应该具备这个本能，闻了、尝了不对就不吃。粗鲁、愚钝和麻木的人吃嘛儿嘛儿香，连痰都不吐，留下的是危机和隐患，藏污纳垢，保不齐以后身上长瘤子、疙瘩，中医称之为痰核儿。

饮食过饱也会导致胃壁蠕动迟缓呆滞，导致胃内黏液上漾，这也是生痰的主要原因。再有就是，吃了高蛋白难以消化分解的食物，人的唾液也会变得稀薄、清稀，人会感觉漾清水，睡觉时会流口水，舌头会变得胖大、有齿痕。

现在粮食和食品安全问题很突出，人工种植和饲养过程中乱用化肥、农药、激素会直接影响人的身心健康。吃了问题食品，人会消耗自身的精血、津液，分泌痰涎来保护自身，长此以往人体就会虚弱。

人体如果没有外界诱因而主动分泌黏液，那只能说明人体营养过剩了，中医称这种人为痰湿体质。应当控制饮食，避免过多营养物质的摄入，特别是避免摄入助长痰湿的牛奶、煮鸡蛋、水果、冷饮、啤酒，当然还有海鲜，特别是海参。

痰涎这个东西既是病理产物，又会变成致病原因。中医认为，痰生百病或怪病多痰，就是说痰影响了津液的代谢循环，堵塞的经络脏腑不同，导致发病也千奇百怪、症状各异。

与有痰能吐出、有涎能流出相比，有痰涎而不能渗出造成的危害更大。比如咳嗽、哮喘发作的病人，如果能将痰涎、黏液咳出，无论多么剧烈都无关紧要。要命的是，黏液不能分泌渗出，便会形成黏膜下水肿，如果堵在了咽喉和气管，人就会被憋死。这时候就需要急救用的激素喷雾来迅速消除水肿。尽管这只是权宜之计，治标不治本，但是救命要紧，更严重的就得做气管切开术插管了。

另外，已经分泌出的痰涎、黏液，如果不及时咳出、嗽出，也会堵塞气管、支气管造成窒息。我从小受我妈的影响喜欢中医，想做医生，可是当年宣传医生的先进事迹往往都是抢救窒息患者，冲上去嘴对嘴替病人吸痰。这事儿让我看了直恶心，一度动摇了我学医的信心。后来去医院实习、工作，看到了电动的吸痰机和呼吸机，这才放了心。家里如果有老人需要照顾的话，也应该配备相应的手动吸痰工具，以备不时之需。

　　从治病求本的角度来讲，服用化痰散结、利水渗湿的中药，比如陈皮、橘络、丝瓜络、莱菔子、苏子、苍术、厚朴，能够有效改善痰湿体质，除了能减肥，患者身上长的脂肪瘤也能逐步消除。当然，这一切都建立在忌口的基础上。

53

泪

_{Lei}

其实哭泣流泪的背后，是人体自我调节气机和心神的过程，这是自然本能的反应，如果被人为有意识地压抑控制，就会长期积聚在体内形成难以化解的心结，持续影响人的情绪、情感和精神。

泪，或称眼泪、泪液、泪水。"杜鹃啼血猿哀鸣""蜡炬成灰泪始干"说的都是泪。人常说"哭瞎了眼、流干了泪"，甚至有人认为哭就会把眼珠子里面的液体流出、耗尽，其实不然。大量流泪确实会耗损体液和血液，但并不是直接从眼珠子里面流失的，而是通过眼睛外部的泪腺。

泪腺属于外分泌腺，最早于两栖类动物中出现。人的泪腺有两个，主要的那个在眼眶外侧上方泪腺窝里，叫上泪腺，较大，形态很像杏仁；另一个在睑部，也叫下泪腺，较小。泪腺有10～12条排泄管，泪液产生后就由这些排泄管排出，进入位于结膜内的泪囊，然后再排入泪管和鼻泪管。

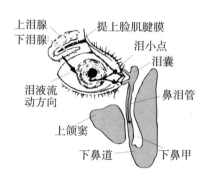

　　泪囊不分泌但储存泪液，位于眼眶内侧壁前部的泪囊窝，就位于目内眦，鼻根的两侧。泪囊上端是盲端，高于内眦，下部移行为鼻泪管，旁边向外有两根导管，开口向眼睛表面，这就是泪点。

　　搞清楚了这些就不难明白以下生理现象。比如最常见的，人在哭泣、流泪前为什么会鼻子一酸？为什么人会哭得一把鼻涕一把泪？其实就是泪囊在神经肌肉的牵引支配下开始排出储存的泪液，由于泪囊同时会向鼻泪管排出泪水，刺激到了鼻泪管上端的骨膜部分，就会让人产生酸楚的感觉，同时出现涕泪交流的现象。

再比如，人们在打闹的时候，经常会冷不丁地打到对方的鼻子或鼻根，北京话俗称这是来了个"酸鼻儿"。也有人直接撞到玻璃门上或墙上，当下就会搞得鼻子酸痛、眼泪汪汪地蹲在地上。这其实就是外因刺激泪囊引起的哭泣、流泪。

还有最常见的就是，切洋葱或者切大葱剁馅儿的时候，刺激性的味道窜入鼻孔，搞得人眼泪哗哗直流。虽然下面是题外话，但顺便也说一句，对于爱做饭的人，避免切葱流泪的方法有几个：最有效的是把葱放到水里切，切好了捞出；或者戴上口罩和游泳时用的护目镜切，这显得有些张扬和过分；如果切的量少，就在菜板旁边点个蜡烛，让空气对流也很管用。

泪腺分泌出来的液体就是泪。泪的主要来源是体液和血液中的水分。泪水的 99% 为水，含有 0.6% 的盐，还有能溶解细菌中的溶菌酶、少量蛋白、免疫球蛋白 A 等。在正常情况下，泪水的分泌量一般为足够湿润结膜和角膜表面，防止它们干燥为宜。泪水除湿润角膜和结膜、防止其干燥的功能外，还有消毒和杀菌作用。

　　眼泪是咸的，有时候也伴有苦涩之味。人能尝出眼泪的滋味，一种情况是眼泪沿着面颊流到了嘴里，还有一种情况就是眼泪进入鼻泪管，流入鼻腔内而进入嘴里和喉咙里。正常情况下，眼泪一天的分泌量为 2～3 毫升，且因量少，从外观是看不出来的。在感情激动时，包括哭和笑时，泪水的分泌量都会增加，当泪水分泌的速度比流入鼻泪管的速度快时，泪水即会溢出眼眶，从外观上可以觉察，这称为流泪。眼睫毛长的人会把泪珠挂在睫毛上，真是"梨花带雨""忽忽承睫"。

　　当然，哭泣和流泪最重要的功能还是表达、宣泄人的情绪和情感。我们从小被教育要装坚强，疼了不许哭，委屈了也不许哭，难过了更不许哭，要让眼泪不往腮边挂，留到心底开火花。结果却制造出一大批精神、情绪和心理变态的人。本来应时应景地及时哭一场就能解决的问题，结果被拖延、压抑、埋藏在心底十几年甚至几十年，变生出各种疑难怪病来。

我在临床上会遇到形形色色的患者，在被我言语说动、点穴点中，或者针刺扎痛的时候都会回神并放下自我约束，转而号叫、哭泣、流泪。也有向我们学习站桩的人会在站桩过程中莫名流泪，其内心并未觉察异样，就是不停地流泪，还会有人同时伴有打哈欠。

我接诊过一位唐山籍的大姐，号脉的时候就感觉她心里极度压抑，心脏也有问题，就问了一句："您当年是怎么从地震中活过来的？"当时那位大姐就哭了，原来她一家都被埋压在废墟里，只有她二哥回来后把大家扒出来，但只活了她一个。后来她二嫂的娘家人挑理闹事，怪他不救自己妻儿，最后逼得她二哥自杀了。患者三十多年来一直活在自责和伤心痛苦之中，被诊断为有抑郁症和心脏病。

据我观察，这些时候患者流出的眼泪中盐的浓度极高，泪干了常常会在脸上留下两道白色印记。如果做成分分析，这时候眼泪中盐的含量肯定会超过平时。伴随眼泪的流出，人们换来的是一身的轻松。有的患者反应会慢一些，会在能量积蓄到一定程度，在梦中重演当时受苦难、受委屈的场景时再大哭一场，卸掉心理包袱，得到彻底的解脱。

很多人可能会好奇唐山籍大妈后来如何了，我翻阅了病历和当时有感而发写的微博，摘录如下。

2012 年 3 月 29 日，一位大妈初诊，问知其出生地是唐山，顺口问了她一句 1976 年的大地震是怎么过来的，老人一听眼圈就红了，说当时房屋倒塌，小姨和表弟就被压死在身边，她靠一块石头支撑，留下呼吸空间得救，全家一夜死了 6 口人。此后她一直处于抑郁、惊悸、内疚、负罪、失眠状态至今，其心下瘀结坚硬，点穴之时痛哭失声。事情已经过去 35 年多了，谁说时间能治愈一切？

2012 年 4 月 13 日，大妈复诊，高高兴兴地如同换了个人。她睡眠好了，多年反复做的几个噩梦，比如关不上门、惊恐害怕、走进肮脏的厕所里面等都不见了。胸闷心痛也减轻了。大妈说以前觉得活得没意思，能活到 60 岁看到闺女结婚也就算了。现在想活到 80 岁了！腹诊发现，心结减轻了三分之一，点穴也不那么疼了，也没哭。

患者女儿记录回忆说："我至今仍然记得第一次带妈妈找徐老师看病的场景。把脉，腹诊，扎针。腹诊时徐老师大呼'抑郁症'，按完肚子扎上针，妈妈哇一声哭了出来，那种哭是我从来没见过的，撕心裂肺！爸爸在旁边拉着她的手说，别哭了，别哭了。徐老师说：'让她哭！想哭就哭！'就这样，行针半个小时，妈妈整整哭

扫描二维码，
了解中医如何治疗抑郁症。

了半个小时。那间屋子有两张床，徐老师没有给另一张床安排病人。当时我们一家人看着她哭的状态都极度担心，觉得 60 岁的老太太让她这么哭，可别出什么事儿。起针后，妈妈很疲劳的样子，但是她的脸上好像有了点儿红晕。从北京到天津，一路上妈妈都在打嗝儿、放屁。

"从那之后，大概半年的时间，每隔半个月到一个月，我们就去找徐老师诊治一次。妈妈的状态越来越好，精神也一点一点好起来了，走路呼呼带风。有一天，我们突然发现她做着家务时哼起了小曲儿。最有意思的是，妈妈说，发现看自己的老伴儿越来越顺眼了。连她自己都好奇怪地跟我说：'为什么以前怎么看你爸怎么不顺眼？现在怎么瞧他怎么觉得这老头儿还不错？'妈妈整个人有一种脱胎换骨的感觉，这种变化是由内而外、身心合一的。心结一打开，整个人都开朗了起来。"

其实哭泣流泪的背后，是人体自我调节气机和心神的过程，这是自然本能的反应，如果被人为有意识地压抑控制，就会长期积聚在体内形成难以化解的心结，持续影响人的情绪、情感和精神。

我妈的中医师父是大同名医马衡枢先生，他曾经治疗过一位产后突然回奶的患者。马先生切脉后说："不需吃药，今天中午到背阴地儿大哭一场，奶水就有了。"那位妇女不信，马先生说："照我说的办，否则吃药也不行！"第二天，妇女欣喜地跑到马先生家说："马先生，有奶水了，有奶水了！"马先生笑着说："我通过切脉，判断你和丈夫或别人吵了架，生了气，这就叫气憋奶。气顺了，奶水自然就有了。"

马先生的治疗方法可谓独特，是非药物疗法，又叫时空疗法，时间是中午，方位是背阴地儿，方法是大哭一场。如果加上捶胸顿足、按揉膻中穴或乳头外上方的天池穴，效果就更好了。马先生30岁时曾得过一场大病，后改行学医。自知气弱，所以从来不给患者扎针点穴，小方小药、简便廉验是他的拿手本事。

很多人问，生气不是伤肝吗，怎么会伤心？中医不是说大喜才伤心吗？这事儿吧，要看是多大的事儿，更要看发生在谁身上了。中医按五行细分了5种情绪的归属，但是只要动情绪，都是动心，轻则动心包，重则动心神。《黄帝内经》中的"膻中者，喜乐出焉"讲的是常态，心气足自然心旷神怡，心气虚则容易忧悲。心内藏邪，容易变得阴毒、嫉恨、狐疑。心火过亢，容易狂妄自大、目空一切。

无论是什么情绪变化，过多或过于剧烈最终都会消耗人的精气神，最终让人变得麻木、抑郁，或者变得心包破损、伤心失神。我曾经接诊过一位余小姐，她也是抑郁症，自称曾经哭过24小时，中间除了吃饭、上厕所，几乎没停过。《金匮要略·妇人杂病脉证并治》载："妇人脏躁，喜悲伤欲哭，象如神灵所作，数欠伸，甘麦大枣汤主之。"这个汤里面都是食材，口感甜美，能补益气血，养心安神。这种情况搁在今天，应该给她吃甜巧克力，或者其他甜品。

相对于有痛苦但不哭出来而言，对身心有伤害的另一种情况就是没痛苦却要哭，或者总是把自己沉浸在某种悲伤的场景和氛围中让自己哭。这种情况于影视戏剧演员或职业哭丧的人为多见。

　　职业哭丧的人或演技派演员有自己的一套方法和技巧，不动心但是能达到哭泣流泪的效果，真正做到了哀而不伤。演技差的除了用眼药水催情以外就会走向纯情入戏的道路，最终陷入其中难以自拔，将现实生活和戏剧人物混为一谈，入戏难，出戏更难，最终导致人生悲剧。

　　我一直难忘傅彪在演《大腕》的时候对着人体模型很快入戏，哭得稀里哗啦的样子，我也一直认为傅彪是个敬业的好演员，只是这样入戏，难免要伤身、伤心、伤神。

未来，属于终身学习者

我们正在亲历前所未有的变革——互联网改变了信息传递的方式，指数级技术快速发展并颠覆商业世界，人工智能正在侵占越来越多的人类领地。

面对这些变化，我们需要问自己：未来需要什么样的人才？

答案是，成为终身学习者。终身学习意味着永不停歇地追求全面的知识结构、强大的逻辑思考能力和敏锐的感知力。这是一种能够在不断变化中随时重建、更新认知体系的能力。阅读，无疑是帮助我们提高这种能力的最佳途径。

在充满不确定性的时代，答案并不总是简单地出现在书本之中。"读万卷书"不仅要亲自阅读、广泛阅读，也需要我们深入探索好书的内部世界，让知识不再局限于书本之中。

湛庐阅读 App: 与最聪明的人共同进化

我们现在推出全新的湛庐阅读 App，它将成为您在书本之外，践行终身学习的场所。

- 不用考虑"读什么"。这里汇集了湛庐所有纸质书、电子书、有声书和各种阅读服务。

- 可以学习"怎么读"。我们提供包括课程、精读班和讲书在内的全方位阅读解决方案。

- 谁来领读？您能最先了解到作者、译者、专家等大咖的前沿洞见，他们是高质量思想的源泉。

- 与谁共读？您将加入优秀的读者和终身学习者的行列，他们对阅读和学习具有持久的热情和源源不断的动力。

在湛庐阅读 App 首页，编辑为您精选了经典书目和优质音视频内容，每天早、中、晚更新，满足您不间断的阅读需求。

【特别专题】【主题书单】【人物特写】等原创专栏，提供专业、深度的解读和选书参考，回应社会议题，是您了解湛庐近千位重要作者思想的独家渠道。

在每本图书的详情页，您将通过深度导读栏目【专家视点】【深度访谈】和【书评】读懂、读透一本好书。

通过这个不设限的学习平台，您在任何时间、任何地点都能获得有价值的思想，并通过阅读实现终身学习。我们邀您共建一个与最聪明的人共同进化的社区，使其成为先进思想交汇的聚集地，这正是我们的使命和价值所在。

CHEERS

湛庐阅读 App
使用指南

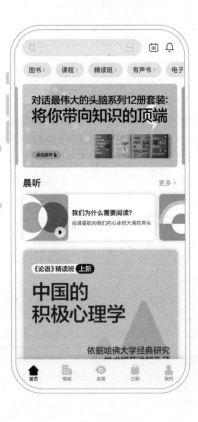

读什么
- 纸质书
- 电子书
- 有声书

怎么读
- 课程
- 精读班
- 讲书
- 测一测
- 参考文献
- 图片资料

与谁共读
- 主题书单
- 特别专题
- 人物特写
- 日更专栏
- 编辑推荐

谁来领读
- 专家视点
- 深度访谈
- 书评
- 精彩视频

HERE COMES EVERYBODY

下载湛庐阅读 App
一站获取阅读服务

上架指导：社科人文 / 健康

本书法律顾问　北京市盈科律师事务所　崔爽律师

图书在版编目（CIP）数据

知己 / 徐文兵著 . — 海口：海南出版社，2018.8（2024.6 重印）

ISBN 978-7-5443-6632-8

Ⅰ.①知…　Ⅱ.①徐…　Ⅲ.①保健 – 普及读物　Ⅳ.

① R161–49

中国版本图书馆 CIP 数据核字（2018）第 151068 号

知己

作　　者：徐文兵

监　　制：冉子健

责任编辑：孙　芳

装帧设计：杨启巽工作室

责任印制：杨　程

印刷装订：唐山富达印务有限公司

读者服务：武　铠　郯亚楠

出版发行：海南出版社

总社地址：海口市金盘开发区建设三横路 2 号　邮编：570216

北京地址：北京市朝阳区黄厂路 3 号院 7 号楼 101

电话：0898–66830929　　010–87336670

E-mail：hnbook@263.net

经销：全国新华书店经销

出版日期：2018 年 8 月第 1 版　　2024 年 6 月第 5 次印刷

开　　本：880mm×1230mm　　1/32

印　　张：10.375

字　　数：168 千字

书　　号：ISBN 978-7-5443-6632-8

定　　价：89.90 元